皮肤病中医特色适宜技术操作规范丛书

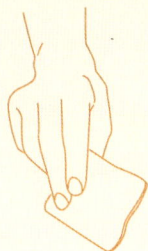

皮肤病
刮痧疗法

主　审 ｜ 段逸群

总主编 ｜ 杨志波　李领娥
　　　　刘　巧　刘红霞

主　编 ｜ 杨志波

中国健康传媒集团
中国医药科技出版社

内 容 提 要

　　刮痧书种类繁多，众说纷纭，本书由临床一线医生编写，旨在阐述刮痧疗法治疗皮肤病操作规范。内容包含理论篇、技法篇及疾病篇，适宜皮肤病患者及皮肤科医生使用。本书由专业摄制组拍摄操作视频，使读者看得清楚，学得明白，从而掌握刮痧疗法。

图书在版编目（CIP）数据

　　皮肤病刮痧疗法 / 杨志波主编 . — 北京：中国医药科技出版社，2018.10

　　（皮肤病中医特色适宜技术操作规范丛书）

　　ISBN 978-7-5214-0486-9

　　Ⅰ . ①皮… 　Ⅱ . ①杨… 　Ⅲ . ①皮肤病－刮痧疗法－技术操作规程 　Ⅳ . ① R244.4-65

　　中国版本图书馆 CIP 数据核字（2018）第 223197 号

美术编辑　陈君杞
版式设计　锋尚设计

出版　中国健康传媒集团 │ 中国医药科技出版社
地址　北京市海淀区文慧园北路甲 22 号
邮编　100082
电话　发行：010-62227427　邮购：010-62236938
网址　www.cmstp.com
规格　880×1230mm　¹/₃₂
印张　6¹/₄
字数　135 千字
版次　2018 年 10 月第 1 版
印次　2018 年 10 月第 1 次印刷
印刷　北京瑞禾彩色印刷有限公司
经销　全国各地新华书店
书号　ISBN 978-7-5214-0486-9
定价　36.00 元

本书编委会

主　　编　杨志波

副 主 编　肖月园　曾碧君　汪海珍　蒋谷芬

编　　委（按姓氏笔画排序）

马东雪　王　畅　匡　琳　刘　学

刘　超　李　凯　杨志波　杨媚月

肖月园　汪海珍　张　琴　唐雪勇

蒋谷芬　曾碧君　蔡　静

秘　　书　肖月园

中医药是一个伟大的宝库，中医特色疗法是其瑰宝之一，几千年来，为广大劳动人民的身体健康做出了巨大的贡献。皮肤病常见、多发，然而许多发病原因不清，机制不明；对于皮肤病的治疗，西医诸多方法，疗效不显，不良反应不少，费用不菲。中医特色疗法具有简、便、廉、效等特点，受到了皮肤科医生和广大患者的欢迎。为了进一步开展中医特色疗法在皮肤病方面的运用，中华中医药学会皮肤科分会在总会领导的关心和帮助下，在中国医药科技出版社的大力支持下，精心组织全国中医皮肤科知名专家、教授编写了本套《皮肤病中医特色适宜技术操作规范丛书》，其目的就是规范皮肤病中医特色疗法，提高临床疗效，推动中医皮肤病诊疗技术的发展，造福于皮肤病患者。

本套丛书按皮肤科临床上常用的17种特色疗法分

为17个分册，每分册包括基础篇、技法篇、临床篇，文字编写力求简明、扼要、实用，配以图片，图文并茂，通俗易懂。各分册附有视频，以二维码形式承载，阐述其技术要领、操作步骤、适应证、禁忌证及注意事项，扫码观看，一目了然，更易于掌握。本丛书适合临床中医、中西医结合皮肤科医生及基层医务工作者参考使用。

　　本套丛书的编写难免有疏漏不足之处，欢迎各位同道提出宝贵意见，以便再版完善。

杨志波

2018年8月2日于长沙

刮痧疗法，自古流传，民间广用。其特点及优势是简便验廉，疗效确切，副作用少。之所以流传至今而不衰，缘由当是如此。

由中华中医药学会皮肤科分会统筹编写的《皮肤病中医特色适宜技术规范丛书》，开皮肤病外治体系梳理总结之先河，以继承传统中医学外治疗法，扩展其在皮肤科的广泛应用，总结外治疗法应用的经验以指导临床为宗旨，对于发扬推广中医定会起到重要积极的作用，可谓意义深远。

丛书共计17法，刮痧疗法位列其中。本册设计上分基础篇、技法篇、临床篇三篇，从理论到临床，并附常用刮痧穴位索引，便于读者查阅指导临床操作；内容上从刮痧的历史沿革、理论基础、操作技法、皮肤病常见病的刮痧治疗循序渐进，且各章节具备自明性，可从头到尾通读，亦可拿来一章随时查阅，希望能得到读者的喜爱。

本册的编写、绘图及视频拍摄工作得到了诸多专家、同道的大力支持，在此表示衷心的感谢！编写中参阅相关书籍及文献，文后参考文献皆有所标注，以尊重原著编者，也借此表示深深的敬意。因编写时间紧张，纰漏在所难免，望同道临证中进一步校验，加以斧正，以利提高。

杨志波

2018.08.20于长沙

目录

2 技法篇

3

临床篇

1

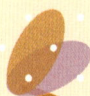

基础篇

第一章 1 历史沿革

　　刮痧，这一流传百世而不衰且依然广泛应用于临床的中医外治法，原因在于它的简、便、验、廉。刮痧疗法，广泛被应用于民间及各类中医机构，其成功的萌芽、成熟与发展阶段，在历史的长河中都留下了一个个印迹！

一、萌芽阶段

　　石器时代，人们患病时用手或石块敲击身体某些部位，发现可以使疾病得以缓解，这些"石块"被称为"砭石"。自此"砭石"成为刮痧的原始工具，这就是刮痧疗法的萌芽。"砭，以石刺病也"，以砭石治疗疾病，在春秋战国时期便有了文字记载。

　　《五十二病方》多处论述的"布炙以熨""抚以布"，是指用布包裹热盐"以熨头"等，与现代刮痧法之抚摩法、擦法有一定的渊源。《内经》中有关"痧"的含义阐释可理解为刮痧最初的理论雏形。《内经》中"痧"一方面是指"痧"疹征象；另一方面是指病理性阳性反应物。刮痧疗法还与《内经》所载的砭石疗法或刺络疗法有更直接的关系。如《素问》记载用刺络疗法治疗腰痛说："刺解脉，在郄中结络如黍米，刺之血射以黑，见赤血而已。"从中不难看出，刮痧疗法与这种刺络疗法在方法、机理上存在相似性。清代朱永思在评论郭志邃的著作时，即认为郭氏学说在理论与方法上都直接来源于《内经》。《素问·刺疟》有云："诸疟而脉不见，刺十指间出血，血去必已。夫脉不见者，非症与脉不合之谓也；制针疗病，出血去疟者，非放血泄毒之治乎？此正后人所当师其意而通其法者。"

而最早记载痧症的医学文献是葛洪的《肘后备急方》，他在《肘后备急方·治卒中沙虱毒方第六十六》篇记载了沙虱侵入人体的症状和治疗方法。葛洪所述的沙虱毒引起的沙子病就是痧症，沙的本义是指沙虱虫，文中用茅叶刮出或用针挑除沙虱虫，也是刮痧、挑痧最初的涵义。

二、成熟阶段

元明时期将痧症病因范围逐步扩大，"痧"出现了痧气、痧风、粪土沙秽之气、丝状物等不同病因。随着认识和实践的发展，医家不仅认为"痧"指病因，还成为证候名称，如痧疹、痧筋等病症。如《指迷方·瘴疟论》将刮痧称之为"挑草子"。元代危亦林的《世医得效方》较早地对痧证作了明确记述："心腹绞痛，冷汗出，胀闷欲绝，俗谓搅肠痧。"

明代有关痧症的记述更加丰富，如明李梴《医学入门》中载有："将大指爪从针尾刮至腰，此刮法也。"但是李氏论述的刮法并非刮痧，而是将其作为针刺疗法的一种手法论述。其后针灸学家杨继洲编撰《针灸大成》一书，书中引用了陈氏的《小儿按摩经》的论述："刮手背法，从儿手背刮至中指梢，能使儿泻。"还引用了《保赤推拿法》

的"刮者，医指挨儿皮肤，略加力而下也。"将针灸、按摩之刮法、推法向刮痧法过渡。杨清叟《仙传外科秘方·解救诸毒伤寒杂病一切等证》论述到："绞肠痧证发，即腹痛难忍，但阴痧腹痛而手足冷，看其身上红点，以灯草蘸油点火烧之；阳痧则腹痛而手足暖，以针刺其十指背近爪甲处一分半许，即动爪甲指背皮肉动处，血出即安。仍先自两臂将下其恶血，令聚指头出血为好。又痛不可忍，须臾能令人死；古方命名干霍乱，急用盐一两，热汤调羹入病人口中，盐气到腹即定。"王肯堂《证治准绳》："干霍乱，忽然心腹胀满，搅痛，欲吐不吐，欲泻不泻，躁乱，愦愦无奈，俗名'搅肠痧'者是也……刺委中穴并十指头出血亦好。"《万氏家传保命歌括·霍乱》曰："干霍乱者，忽然心腹胀满，绞刺疼痛，蛊毒烦冤，欲吐不吐，欲利不利，状若心灵所附，顷刻之间，便致闷绝，俗名'绞肠痧'者是，宜用吐法、刺法、灸法，刺法：委中两穴，以冷水，手指起青，三棱针刺，去紫黑血，效。"虞抟《医学正传》："干霍乱（忽然心腹痛，欲吐不吐，欲泻不泻是也，俗名疖肠痧即是）……委中穴出血，或十指头出血，皆是良法。"张景岳《景岳全书》："针灸法，刺委中穴出血，或刺十指头出血，皆是良法……今东南人有括沙之法，以治心腹急痛。盖使寒随血聚，则邪达于外而脏起始安，此亦出血之意也。"并且张氏在其著作中对刮痧疗法的作用机理及部位进行了论述："细穷其义，盖以五脏之系，咸附于背，故向下刮之，则邪气亦随而降。凡毒气上行则逆，下行则顺，改逆为顺，所以得愈。虽近有两臂刮痧法，亦能治痛，然毒深病急者，非治背不可也。"之后还有著名医学家张璐在《张氏医通》中总结性地指出："尝考方书，从无痧证之名……世俗以瓷器蘸油刮其背上，随发红斑者，谓之曰痧。""举世有用水搭肩背及臂者，有以苎麻水湿刮之者，以瓷油润之者。"

三、发展阶段

清代，刮痧疗法盛行，清人王庭记曾论述道："无何，则吾乡挑痧之法盛行矣。先是乡人有粪秽感痧，例用钱物蘸油而刮，及此多用挑。然行之大都妇人，以故为名医者不道。"在此基础上，古代医家对痧证的研究在清代取得突破性进展，其标志性地出现了第一部研究痧证的专著，即郭志邃撰于康熙初期的《痧胀玉衡》，该书对痧证的病源、流行、表现、分类与刮痧方法、工具以及综合治疗等方面都做了较为详细的论述。如记载刮痧法说："其治之大略有两法焉，如痧在肌肤者，刮之而愈；痧在血肉者，放之而愈，此二者，皆其痧之浅焉者也，虽重亦轻，若夫痧之深而重者，胀塞肠胃，壅阻经络，直攻乎少阴心君，非悬命于斯须，即将危于旦夕，扶之不起，呼之不应，即欲刮之放之，而痧胀之极，已难于刮放矣，则刮放之外，又必用药以济之。"由此可见，继明清以来，外科疾病，尤其皮肤病的治疗，形之于外而本于内的思想有所传承，也成功地体现了中医理论的象与本质之间的辩证关系。有关刮痧方法及工具有如下阐述："背脊颈骨上下及胸前胁肋、两背肩臂痧，用铜钱蘸香油刮之，或用刮舌掊子脚蘸香油刮之；头额、腿上痧，用棉纱线或麻线蘸香油刮之。大小腹软肉内痧，用食盐以手擦之。"该书还系统地总结了痧证的病名、临床症状、病因病机、辨证，以及外治、内服的治疗方法，论述了80余种痧证诊断、鉴别诊断和治疗方法，并收录200余例治验病例，提出痧犯肌肤用刮痧法，痧留血肉用刺血法，以及痧入脏腑经络用药物治疗总原则。张志聪《侣山堂类辨》："所谓痧者，身上由斑点如痧，或用麻刮之，则累累如沙砂；故名曰砂……故浅者刮之，深者刺之，使邪气外泄，而痛可止。"此中论述"浅者刮之,深者刺之"与上述治疗总原则高度一致。高鼓峰《四明心法》中叙:"有干霍乱者,俗名斑痧,又名绞肠痧,吐泻不见,面色青冷。急刺委中部分出血,明矾调饮探吐,或用阴阳盐汤,或用菜油探吐,兼用碗刮背上,用苎麻根蘸清菜油,刮夺命穴,督脉后、天庭等处,后服砂仁细末数口,连嗳数十声,即愈。明确论述了治疗斑痧,刺法与内服药物联合的治疗方法。

吴尚先《理瀹骈文》是一部外治法的专著,总结了不少刮痧疗法的运用。如治疗伤寒发斑:"发斑用铜钱于胸背四肢刮透,即于伤处用蛋滚擦。"治疗阴痧、阳痧"阴痧腹痛、手足冷,灯火爆身上红点。阳痧腹痛、手足暖,以针刺十指尖、臂上肥弯、紫筋出血;或用盐擦手足心,莫妙少磁调羹蘸香油刮背。盖五脏之系咸在背,刮之则邪气随降,病自松解。"吴道源撰《痧证汇参》在论述"痧痢之症"时指出:"痧不兼痢,刮放即愈。"在实际经验中,强调了兼用刮痧、调气、导痧等综合思想等。王凯于1688年编撰《痧症全书》,该书历年刊行次数仅次于《痧胀玉衡》,据统计也有20次之多,在清代为刮痧疗法的普及与发展做出了重要贡献。

随着各代医家对痧证不同角度的认识,大批专著的涌现,刮痧疗法的内涵得到了丰富。近代刮痧疗法以中医基本理论为指导,结合中医传统养生和保健等多门学科,使刮痧疗法进入了一个更新的发展阶段。

第二章

2

理论基础、分部穴位及宜忌

第一节　理论基础

> **刮痧**
>
> 刮痧是指徒手对于不适部位的皮肤进行拍打、揪抓、推搓、摩擦等动作，或利用表面光滑的硬物配以油剂等介质在人体表面特定部位（经络、穴位、疾病反应点、阿是穴等）进行反复刮拭，至出现一定程度的"痧疹"，从而达到防治疾病目的的一种传统外治疗法。

刮痧，"刮"是操作，"痧"是中医特有的概念，有广义、狭义之分，广义的"痧"指身体上所有的疾病与不适的统称，是一种郁结，机体处在不平衡的状态。狭义的"痧"指中医古籍中记载的内外妇儿等科的各种具体疾病，有由病因定名、症状定名、部位定名方式。痧象，是身体有病时用工具刮拭皮肤所出现的红色、紫色、深青色或是黑青色的瘀紫现象，称为"痧象"。皮肤出痧的过程称为发痧或放痧。发痧是针对疾病出痧而言，放痧是针对刺激后出痧而言。能够发痧的疾病可通过放痧治疗，使症状及病情得到缓解或治愈。

一、全息理论

（一）刮痧雏形时期的全息理论背景

刮痧最早可追溯到旧石器时代。当人患病时，不经意地用手或石片等器物在身上不适部位摩擦、拍打、揪抓、捶击、点压、推搓、刮拭等动作，有时会缓解不适。这不仅是刮痧疗法形成的雏形，也是全息理论在临床外治法方面的一个体现。因人们出现不适的部位不同，针对这些部位所采取的上述动作亦有所区分，但最终的目的是缓解不适。例如，人们出现咽痛时，至今民间还有应用的揪痧法来缓解咽喉部疼痛的症状；头痛时，可以采用徒手摩擦、点压，也可以采用石片刮拭缓解疼痛；躯干、四肢等皮肤瘙痒时，人们采用摩擦、拍打、揪抓、推搓的动作来缓解瘙痒。这些部位就逐渐形成了一个个进行刮痧、拔罐等外治方法的靶向部位。这些部位结合中医的整体观念、《易经》的全息思维及经络循行分布逐渐形成了一个个新的诊疗方法，比如耳穴疗法、足部疗法。这些疗法的理论基础就是局部映射整体的思想，也就是近代的全息理论的背景所在。

（二）中医理论启发下生物全息理论的诞生

中医几千年来强调的整体观念，治疗局部器官的疾病时，注重从整体出发，而在诊断和治疗全身疾病时，又可采取局部的观察和刺激的方法，开创了如上所述的一些由局部反应整体的诊疗方法，如耳穴疗法、足底疗法。在中医整体观、取象比类思维的启发下，产生了生物全息论。张颖清教授于1981年在《自然》杂志发表了他的成名之作《生物全息律》。全息理论认为，每个生物体的每一具有生命机能又相对独立的局部（又称"全息元"），包括了整体的全部信息。"全息元"在一定程度上可以说是整体的缩影，如人体上肢肱骨（上臂骨）、前臂骨、五块掌骨和下肢的股骨、小腿骨等都是全息元，都是人体的一个缩影。全息理论应用于很多中医的诊疗方法中，理论也得以逐渐完善及丰富。例如，齐凤军编写了《全息诊疗学》、李健编著《图解刮痧治百病》将人体各部位经络全息分布指导治疗。《张秀勤刮痧——一刮就好》介绍了全息刮痧法的常用不同穴区指导临床治疗各类疾病；阴阳九针在基层临床应用广泛，亦得益于全息理论，疗效往往令人称奇，使很多中医医生甚至普通老百姓都很热衷于应用。

刮痧疗法是在最初的实践中总结出来的理论，日渐成熟的理论再指导实践，过程中又有新的创新，这就是一个实践中形成理论，再用理论指导实践的过程。全息理论就是这样一个例子，虽然诞生较晚，但理论的根源一直蕴含在博大精深的中医基础理论中，也为当今的刮痧疗法提供进一步的理论基础及指导。

二、经络理论

如前所述，人们在应用不同的动作来缓解临床的痛苦的时候，不仅缓解相应部位的不适症状，甚至在对这一部位的某个点或面进行操作时，其他部位的不适同样得到了缓解，并且在中医发展的几千年历史中得到了重复的验证，这也就是经络理论最初的启蒙。经络学说形成、发展以至逐渐成熟，离不开最原始的这些实践。

《灵枢·经脉》篇中所言："经脉者，所以能决生死，处百病，调虚实，不可不通。"《灵枢·海论》曰："凡十二经脉者，内属于脏腑，外络于肢节。"经络系统是一个网状的、互相关联的整体，沟通人体上下、内外、前后、左右，把人体内部脏腑与外部五官九窍、四肢百骸都贯通起来，如遍布的交通网一样沟通了脏与脏之间，脏与腑之间，脏腑与体表之间，体表与体表之间气血津液的联系。"通则不痛、痛则不通"，经络阻隔会影响气血津液的运行和信息的传递，导致运送养分与代谢废物的功能下降，或者中断信息的联系使身体的平衡紊乱从而导致疾病。

十二皮部是经络功能活动反映于体表的部位，居于人体的最外层，是防御外邪侵袭的最外侧屏障。外感之邪侵犯人体，通过皮部——络脉——经脉——脏腑的层次由外入内传变。病邪有阴阳之属、表里之别、寒热之分、虚实之变，与病邪传变的层次大体对应的传统中医治疗有六大技法：砭（刮痧）、针、灸、按跷、导引、药物。疾病发生在最轻浅部位的治疗技法就是刮痧。《黄帝内经·阴阳应象大论》曰："故邪风之至，疾如风雨，故善治者，治皮毛，其次治肌肤，其次治筋脉，其次治六腑，其次治五脏。治五脏者，半生半死也。"善于治者，多从简单的表象发现疾病而治疗，使疾病未经传变而治愈。那么，刮痧疗法就是一种针对"皮毛"的传统简便的外治方法，与经络主病的理论结合起来，形成一套具有中医特色的辨治体系，通过刺激体表经络腧穴，起到调畅气机、疏通经络、活血祛瘀的作用，使阻滞经络的邪气从表而解，并能够调节脏腑功能，以达到防病、治病的目的。另外，内因致病，脏腑功能紊乱、气机失调、经络阻隔等，常常也表现在十二皮部，从刮痧在皮部所表现出来的痧象，可以协助诊断及判断疾病的轻重和预后。

刮痧疗法

是以中医经络为基础，以"穴——经——部"理论为辨证指导，即穴位、经络、皮部，从经络理论分析，腧穴隶属于经络。它是通过经络系统与体内的脏腑相联系又体现于皮肤表面，形式上，腧穴、经络与皮部是"点""线"与"面"的关系。刮痧作用于皮部，不仅可以治疗皮肤病症亦可通过经络调整相关脏腑，故刮痧有"宁失其穴，不失其经"的治疗原则。

三、藏象学说

中医学的整体观认为人体是一个有机统一的整体，人体的内在脏腑器官与外在的五官九窍、四肢百骸、皮肤组织都有着紧密的联系。"藏"为内在的本质，"象"为外在的表现。不论内伤、外感引起的阴阳失衡、气机失调、经络阻隔、脏腑功能紊乱导致疾病的发生。《素问·皮部论》曰："邪客于皮肤腠理开，开则邪客于络脉，络脉满则注入经脉，经脉满则入合于脏腑也。"《丹溪心法》曰"有诸内者必形诸外"，内在致病因素的本质必有外在的表象，这也是藏象学说的主要内容，中医学所说的望、闻、问、切四诊合参，就是根据患者患病后所表现出来的表象来诊治疾病的。如肺风粉刺，就是脏腑病机在皮肤的外在表现，辨证为肺经风热证或肺胃热盛证，表现在额头、鼻周等脂溢部位的白色闭合性粉刺，利用刮痧疗法清泻肺经风热及胃家实火，并通过出痧以给邪出路，其就是根据藏象学说的基础指导应用于临床而治病的。

四、卫气营血学说与刮痧的透邪外出

清代著名医家叶天士根据温热病发展变化的一般规律创立卫气营血辨证。根据病邪所在卫、气、营、血四个阶段的不同，确立了温热病的治疗大法："在卫汗之可也，到气才可清气，入营犹可透热转气，如犀角、玄参、羚羊角等物，入血就恐耗血动血，直须凉血散血，如生地、丹皮、阿胶、赤芍等物。"邪入营血病情加重，所以透发邪气的治疗主要用于卫分证及气分证。刮痧通过刮拭皮肤，使腠理开泄，气血疏通，将充斥于体表、经络甚至脏腑的邪气从皮毛通达于外，即所谓"开腠理郁，行气血，出邪气"，即刮痧之透邪外出作用，达到治病的目的。在卫气营血辨证体系里，营分证、血分证多内服药物治疗，刮痧主要用于卫分证及气分证，且治疗中出现的痧象亦有所不同。

"痧象"的特征

卫分证的"痧象"特征：痧一般色鲜红，呈点状，多提示病位在表，病情轻，病程短，预后良好。
气分证的"痧象"特征：痧一般色暗红呈片状或瘀斑，多提示里证，病情略重，病程长，预后不佳。

出痧部位又可指导临床循经用药，出痧部位犹如病邪在体表的镜子和出口，根据卫气营血辨证结合经络辨证指导用药。

刮痧起源于人类伟大的医疗实践，在历史的长河中不断发展进步，直至今日，理论臻于完善，适宜的临床优势病种梳理亦更加明确。刮痧在治疗皮肤病方面，亦有其独特的优势，皮肤之为病，本于内而形于外，人体的瘀结导致疾病的发生，部分出现皮肤的表现，刮痧疗法就是给邪以出路的一种疗法，以经络理论为指导，以全息理论为创新，以穴位反应点为治疗部位，以实际操作反应为观察对象，广泛的应用于临床实践中。

第二节　刮痧穴位

经络学说中的三大类腧穴：

1　第一类是经穴，又称十四经穴，分布在人体十二经脉和任督二脉之上，它们都有固定的部位和名称；

2　第二类是经外奇穴，是十二经穴以外的腧穴，对某些病症有特殊疗效，它们也有一定名称和明确位置，但不直接联在十二经脉上；

3　第三类是阿是穴，又叫天应穴，也是压痛点，以痛为腧，即以一定的压痛点或其他反应点作为腧穴。阿是穴是既无具体名称，又无固定位置，是不同十四经穴和经外奇穴。

以上各类穴位都反映在体表，为刮痧所用。按部位分区，常用穴位介绍如下（详见索引内容）。

一、头面部穴位

❶ 百会：头顶正中，两耳尖直上与头正中线交叉点处。主治：健忘失眠、精神不振、头昏脑涨、目眩耳鸣、中气下陷、内脏垂脱、头痛、高血压病、中风等病症。

❷ 风池：颈项后枕骨下，与乳突下缘相平，项肌外侧凹陷处。主治：颈项强痛、头痛眩晕、失眠健忘、高血压病等病症。

❸ 哑门：位于项部，当后发际正中直上0.5寸，第1颈椎下。主治：头重、头痛、顽固性头痛、失眠、精神烦躁、鼻出血、呕吐不止、癫痫、瘫痪等。

❹ 风府：位于项部，当后发际正中直上3cm处，枕外隆凸直下，两侧斜方肌之间凹陷处。主治：癫狂痫证、悲恐惊悸、半身不遂、眩晕、颈项强痛、咽喉肿痛、目痛。

❺ 太阳：位于眉梢与外眼角之间，约向后移1横指凹陷处。主治：头痛头晕、偏头痛、神经衰弱、感冒、视物不清、口眼歪斜等病症。

❻ 睛明：位于眼部内侧，内眼角稍上方凹陷处。主治：迎风流泪、偏头痛、结膜炎、眼睛疲劳、眼部疾病、三叉神经痛、近视等。

❼ 承泣：位于面部，瞳孔直下方，眼球与下眼眶边缘之间。主治：近视、夜盲、眼颤动、眼睑痉挛、角膜炎、视神经萎缩、眼睛疲劳、迎风流泪、老花眼、白内障等常见的多种眼部疾病。

❽ 四白：位于面部，双眼平视时，瞳孔正中央下约2cm处。主治：近视、色盲等。

❾ 迎香：位于鼻翼外旁约1cm处，鼻唇沟内。主治：感冒、鼻炎、鼻塞、嗅觉不灵、口眼歪斜等病症。

⑩ **翳风**：位于头部侧面，耳朵下方耳垂后遮住之处，当耳后乳突与下颌角之间的凹陷处。主治：耳鸣耳聋、头痛牙痛、口眼歪斜、面部神经麻痹。

⑪ **攒竹**：位于面部，眉毛内侧边缘凹陷处。主治：迎风流泪、眼睛充血、眼睛疲劳、假性近视等。

⑫ **阳白**：位于面部瞳孔直上方，离眉毛上缘约2cm处。主治：三叉神经痛、眼睛疲劳。

⑬ **印堂**：位于面部，两眉头连线的中点处。适用于前额头痛、目眩、眼疾、感冒、精神疲乏、失眠、鼻炎、高血压病等。

二、肩颈部穴位

❶ **大椎**：位于人体的颈部下端，第七颈椎棘突下方凹陷处。主治：热病、咳嗽、项强、肩背痛、腰脊强、小儿惊风、癫狂痫证、五劳虚损、乏力、中暑、呕吐、黄疸、风疹。

❷ **肩井**：大椎与肩峰端连线的中点上，前直对乳中。主治：肩酸痛、头酸痛、头重脚轻、眼睛疲劳、耳鸣、高血压病、落枕、上肢不遂、颈项强痛等；乳痛、乳汁不下、难产、胞衣不下。

❸ **肩髃**：在肩峰前下方，当肩峰与肱骨大结节之间凹陷处；将上臂外展平举，肩关节部即可呈现出两个凹窝，前面一个凹窝中即为此穴。主治：肩臂痛、半身不遂、手臂挛痛不能上举、手背红肿、四肢热、瘰气、乳痈、急性脑血管病后遗症、高血压病、肩周炎、乳腺炎、荨麻疹。

❹ **缺盆**：位于人体的锁骨上窝中央，距前正中线4寸。主治：咳嗽、气喘、咽喉肿痛。

⑤ 肩髎： 在肩部，肩髃穴后方，当臂外展时，肩峰后下方呈现凹陷处。主治：臂重、肩重不能举、胁肋疼痛。

三、背部穴位

① 风门： 人体风门穴位于背部，当第2胸椎棘突下，旁开1.5寸。主治：伤风、咳嗽、发热头痛、项强、胸背痛。

② 肝俞： 第9胸椎棘突下，旁开1.5寸。主治：黄疸、胁痛、胃痛、吐血、衄血、眩晕、夜盲、目赤痛、青光眼、癫狂、痫症、脊背痛，及急慢性肝炎、胆囊炎、神经衰弱、肋间神经痛等。

③ 肾俞： 在第2腰椎棘突旁开1.5寸处。主治：腰痛、肾脏病、高血压病、低血压、耳鸣、精力减退等。

④ 厥阴俞： 第4胸椎棘突下，旁开1.5寸。主治：咳嗽、胸闷、呕吐、失眠及风湿性心脏病、心动过速、心律不齐、心绞痛、肋间神经痛等。

⑤ 小肠俞： 骶正中嵴（第1骶椎棘突下）旁开1.5寸，约平第1骶后孔。主治：泌尿生殖系统疾患、腹泻、痢疾、腰骶痛。

⑥ 肺俞： 端坐或俯卧姿势，肺俞穴位于人体的背部，第三胸椎棘突下，左右旁开二指宽处。主治：肺经及呼吸道疾病，如肺炎、支气管炎、肺结核等。

⑦ 胆俞： 在背部，当第十胸椎棘突下，旁开1.5寸处。主治：胆囊炎、坐骨神经痛、风湿性关节炎、肝炎、黄疸、口苦、胁肋痛、肺痨、潮热等。

⑧ 膏肓： 第4胸椎棘突下，左右四指宽处（或左右旁开3寸），肩胛骨内侧。主治：咳嗽气喘、肺痨、健忘、遗精、完谷不化；支气

管炎、支气管哮喘、乳腺炎。

⑨ 三焦俞：位于第1腰椎棘突下，旁开1.5寸。主治：肠鸣、腹胀、腹泻、水肿等脾胃疾患以及腰背强痛、肾炎、尿潴留、胃炎、胃痉挛。

⑩ 心俞：第5胸椎棘突下，旁开1.5寸。主治：心痛、惊悸、失眠、健忘、癫痫、心与神志病变以及咳嗽、吐血。

⑪ 脾俞：第11胸椎棘突下，旁开1.5寸。主治：腹胀、腹泻、呕吐、痢疾、便血等脾胃肠腑病证。

⑫ 志室：第2腰椎棘突下，旁开3寸。主治：遗精、阳痿等肾虚病证。

⑬ 大肠俞：第4腰椎棘突下，旁开1.5寸。主治：腰腿痛、腹胀腹泻、便秘、肠炎、痢疾、痔疮、阑尾炎、坐骨神经痛。

⑭ 膈俞：背部第七胸椎棘突下，正中线旁开1.5寸处。主治：呕吐、呃逆、气喘、咳嗽、吐血、潮热、盗汗。

⑮ 胃俞：第12胸椎棘突下，旁开1.5寸。主治：消化系统疾病，如胃溃疡、胃炎、胃痉挛、呕吐、恶心等。

⑯ 肩外俞：在第1胸椎棘突下旁开3寸。主治：肩背疼痛、颈项强急等肩背、颈项痹症以及肩胛区神经痛、落枕。

⑰ 关元俞：第5腰椎棘突下，旁开1.5寸。主治：腹胀、腹泻，腰骶痛；小便频数或不利、遗尿。

⑱ 膀胱俞：骶正中嵴（第2骶椎棘突下）旁开1.5寸，约平第2骶后孔。主治：坐骨神经痛、膀胱炎、痢疾等病证。

⑲ 天宗：在肩胛区，肩胛冈中点与肩胛骨下角连线上1/3与下2/3交点凹陷处。主治：肩胛部疼痛、肩关节周围炎、慢性支气管炎、肩胛疼痛、肩背部损伤。

⑳ 腰阳关：在脊柱区，第4腰椎棘突下凹陷中，后正中线上，约与髂脊相平。主治：腰骶部病变、坐骨神经痛、盆腔炎、腰骶疼痛、下肢痿痹；月经不调、赤白带下等妇科病证；遗精、阳痿等男科病证。

㉑ 命门：位于第2、3腰椎棘突间。主治：虚损腰痛、遗尿、泄泻、遗精、阳痿、早泄、赤白带下、月经不调、汗不出等。

㉒ 肩贞：在肩关节后下方，肩臂内收时，腋后纹头上1寸。主治：肩胛疼痛、手臂不举、上肢瘫痪、肩关节周围炎、淋巴结节。

四、胸腹部穴位

❶ 天突：在颈部前正中线上，胸骨上窝中央。主治：气喘、咳嗽、暴喑、咽喉肿痛、呕逆、支气管哮喘、支气管炎、咽喉炎、甲状腺肿大、食道炎等。

❷ 膻中：在胸部前正中线上，平第4肋间，两乳头连线之中点。主治：胸痹心痛、腹部疼痛、心悸、心烦、呼吸困难、呃逆、咳嗽、气喘、咯唾脓血以及产妇缺乳症、乳腺炎。

❸ 上脘：上腹部，前正中线上，脐上5寸处。主治：胃炎、胃痉挛、胃溃疡、胃下垂、呃逆、反胃、呕吐、癫狂、咳嗽痰多、黄疸、胃痛。

❹ 中脘：上腹部，前正中线上，脐上4寸。主治：消化系统疾病，如腹胀、腹泻、腹痛、肠鸣、吞酸、呕吐、便秘、黄疸；目眩、耳鸣、痤疮、精力不济、神经衰弱。

❺ 下脘：上腹部，前正中线上，脐上2寸。主治：脘痛、腹胀、呕吐、呃逆、食谷不化、肠鸣、泄泻、痞块、虚肿。

6 水分：上腹部，前正中线上，当脐中上1寸。主治：水肿、小便不通、腹泻、腹痛、反胃、吐食。

7 神阙：脐中央。主治：泄痢、绕脐腹痛、脱肛、五淋、妇人血冷不受胎、中风脱证等。

8 天枢：脐中旁开2寸。主治：腹痛、腹胀、便秘、腹泻、痢疾等胃肠病；月经不调、痛经等妇科疾患；急慢性胃炎、急慢性肠炎、阑尾炎、肠麻痹、细菌性痢疾、消化不良。

9 气海：位于下腹部，前正中线上，当脐中下1.5寸。主治：虚脱、形体羸瘦、脏气衰惫、乏力等气虚病证。

10 关元：在脐中下3寸。主治：阳痿、早泄、月事不调等。

11 中极：下腹部前正中线，脐下4寸。主治：小便不利、遗溺不禁、阳痿、痛经、带下、崩漏等。

五、四肢穴位——上肢

1 劳宫：在手掌心，当第2、3掌骨之间偏于第3掌骨，握拳屈指时，位于中指和无名指指尖处。主治：心痛、心悸、癫狂痫、口疮、口臭。

2 内关：前臂掌侧，曲泽与大陵的连线上，腕横纹上2寸，掌长肌腱与桡侧腕屈肌腱之间。主治：心痛、心悸、胃痛、呕吐等。

3 外关：前臂背侧，手腕横纹3指宽处。主治：头痛、偏头痛、颊痛、目赤肿痛、耳鸣、耳聋等头面五官疾患。

4 支沟：在前臂背侧，腕背横纹上3寸。主治：头痛、耳鸣、目赤、咽肿、缠腰火丹、丹毒。

5 神门：腕横纹尺侧端，尺侧腕屈肌腱的桡侧凹陷处。主治：

心烦、惊悸、怔忡、健忘、失眠、癫狂痫、胸胁痛等疾病。

⑥ 曲池： 屈肘成直角，当肘弯横纹尽头处；屈肘，于尺泽与肱骨外上髁连线的中点处取穴。功效：清热解表，散风止痒，消肿止痛，调和气血，疏经通络。主治：半身不遂、肩痛、头痛、耳鸣等。

⑦ 合谷： 虎口处，第1、2掌骨间，第2掌骨桡侧的中点处。主治：发热、头痛、咽喉肿痛、齿痛、中风口噤、热病无汗、多汗、消渴等。

⑧ 少商： 拇指末端桡侧，指甲角侧上方0.1寸。主治：咽喉肿痛、咳嗽、气喘、鼻衄、发热、中暑呕吐、心下满、中风昏迷、癫狂、小儿惊风、手指麻木。

⑨ 后溪： 微握拳，第5掌指关节后尺侧的近端掌横纹头赤白肉际处。主治：急性腰扭伤、落枕、耳聋、精神分裂症、癔病、角膜炎等。

⑩ 养老： 以手掌面向胸，尺骨茎突桡侧骨缝凹陷中。主治：目视不明；肩、背、肘、臂酸痛以及腰痛。

⑪ 阳池： 腕背横纹中，指总伸长肌腱的尺侧缘凹陷处。主治：头痛、目赤肿痛、耳聋、喉痹等头面五官疾患以及腕痛、消渴。

⑫ 腰痛点： 手背第2、3掌骨及第4、5掌骨之间，腕横纹与掌指关节中点2个凹陷处。主治：急性腰扭伤、腰肌劳损、手背红肿疼痛、腕关节炎、小儿急惊风。

⑬ 三间： 微握拳，在食指桡侧第2掌指关节后凹陷处。主治：咽喉肿痛、齿痛、目痛、胸腹满、气喘、热病、手背红肿等病症。

⑭ 中泉： 腕背侧横纹中，指伸肌腱桡侧凹陷处。主治：胸胁胀痛、咳嗽、气喘、心痛、胃脘疼痛、掌中热。

⑮ 尺泽： 肘横纹中，肱二头肌腱桡侧凹陷处，微屈肘取穴。主治：咳嗽、气喘、咯血、胸部烦满、咽喉肿痛、肘臂挛痛等。

16 鱼际：掌指关节后凹陷处，约第1掌骨中点桡侧赤白肉际处。主治：咳嗽、气喘、咯血、胸痛、发热、咽喉肿痛、失音等肺系热性病症。

17 云门：胸部，锁骨下窝凹陷中，肩胛骨喙突内缘，前正中线旁开6寸。主治：咳嗽、气短、喘不得息、四肢逆冷等。

18 中府：胸部平第1肋间隙，锁骨下窝外侧，前正中线旁开6寸。主治：咳嗽、气喘、肺胀满、胸痛、肩背痛。

19 太渊：掌后第1横纹上，手摸有脉搏跳动处的桡侧凹陷处。主治：咳嗽气喘、痰多气短、咯血胸痛、咽干咽痛、心痛心悸、手腕疼痛无力。

20 列缺：前臂桡侧缘，桡骨茎突上方，腕横纹上1.5寸，肱桡肌与拇长展肌腱之间。主治：伤风外感、头痛项强、口眼歪斜等。

21 天井：臂外侧，屈肘时当肘尖直上1寸凹陷处。主治：手背无力、上肢不遂、偏头痛、耳聋、胸胁痛、瘰疬。

22 大陵：腕掌横纹的中点处，当掌长肌腱与桡侧腕屈肌腱之间。主治：心痛、心悸、胃痛、呕吐、惊悸、癫狂、痫证、胸胁痛、腕关节疼痛、喜笑悲恐。

23 手三里：前臂背面桡侧，阳溪与曲池穴连线上，肘横纹下2寸处。主治：偏瘫、手臂麻痛、肘挛不伸、腰痛不伸等。

五、四肢穴位——下肢

1 三阴交：内踝直上3寸，胫骨内侧面后缘。主治：腹胀肠鸣、大便泄泻、月经不调、崩漏带下、痛经闭经、小便不利、神经衰弱、肾虚阳痿、失眠健忘、精力不足、容易疲劳等病症。

❷ 阴陵泉：小腿内侧，胫骨内侧踝后下方凹陷处。主治：膝关节疼痛、眩晕、腹水、腹痛、食欲不振、腰腿痛、尿闭、尿失禁、遗精、阳痿、月经不调、痛经、附件炎等。

❸ 公孙：足内侧，第1跖骨基底部下缘，赤白肉际处。主治：胃痛、呕吐、消化不良、肠鸣、腹痛、泄泻等病症。

❹ 照海：在内踝下缘凹陷处。主治：常用于月经不调、带下、子宫脱垂、小便频数、便秘、咽喉干痛、失眠等。

❺ 足三里：外膝眼下3寸，胫骨前嵴外侧一横指处。主治：肠胃功能低下、久病体弱、胃痛腹痛、消化不良、便秘、腹泻、呕吐、肠鸣、高血压病、失眠、半身不遂等病症。

❻ 阳陵泉：膝外侧下方，腓骨小头前下方凹陷处。主治：耳鸣耳聋、胸肋胀痛、半身不遂、下肢疼痛或麻木、膝关节炎、胆囊炎、口苦、呕吐等病症。

❼ 委中：腘窝横纹正中线处。主治：腰背疼痛、屈伸不利、项强、腰肌劳损、下肢瘫痪、半身不遂、膝关节炎、小便不利等病症。

❽ 承山：小腿后面正中线，委中穴直下8寸，小腿腓肠肌两肌腹下方之间凹陷处。主治：腰脊痛、小腿转筋、下肢无力等病症。

❾ 风市：大腿外侧部的中线上，腘横纹水平线上7寸。或直立时手下垂于体侧，中指尖所到处。主治：半身不遂、下肢痿痹、股外侧皮神经痛、腰病及脚气的治疗和保健。

❿ 悬钟：外踝高点上3寸，腓骨后缘。主治：半身不遂、颈项强痛、胸腹胀满、胁肋痛、下肢痿痹、脚气的治疗。

⓫ 足窍阴：第四趾外侧端，距离趾甲角0.1寸。主治：头痛、目赤肿痛、耳鸣、耳聋、咽喉痛、胸肋痛、多梦等。

⑫ 环跳：股骨大转子和骶管裂孔连线的外1/3处。主治：风湿痹痛、下肢瘫痪、腰膝疼痛、下肢麻木不仁、坐骨神经痛等病症。

⑬ 殷门：承扶穴与委中穴连线之间，承扶穴下6寸。主治：腰脊疼痛、下肢瘫痪、麻木不仁等病症。

⑭ 涌泉：足底前1/3与后2/3交界处。主治：头目昏花、失眠、头项痛、足心热、中风、下肢瘫痪、目涩、咽干等病症。

⑮ 厉兑：第2趾外侧端，距趾甲角0.1寸。主治：面肿、牙痛、鼻衄、鼻流黄涕、胸腹胀满、多梦等病症。

⑯ 昆仑：外踝与跟腱之间的凹陷处，平外踝高点。主治：腰骶部疼痛、足跟肿痛、头痛、头项强痛、落枕、坐骨神经痛及目眩等病症。

⑰ 申脉：外踝正下方凹陷中。主治：头痛、失眠及腰腿痛。

⑱ 太溪：内踝高点与跟腱之间的凹陷中。主治：月经不调、遗精阳痿、小便不利、咽喉肿痛、牙痛、耳鸣、耳聋、失眠、咳嗽、气短、腰痛、足跟痛等疾病。

第三节　适应证及禁忌证

刮痧适应证广泛，包括很多内外妇儿等疾病，但刮痧也有它的禁忌，适应证需要逐渐去学习体会，但禁忌需要在刮痧操作前就先全面掌握，以免发生不良反应及意外。

一、适应证

（一）内科病证

感受外邪引起的感冒、发热、头痛、咳嗽、呕吐、腹泻以及高温中暑等；

呼吸系统疾病：
急慢性支气管炎、肺部感染、哮喘；

心脑血管疾病：
中风后遗症、高血压病、眩晕；

泌尿系统疾病：
泌尿系感染、遗尿、水肿；

消化及内分泌系统疾病：
急慢性胃炎、肠炎、便秘、腹泻、消化性溃疡、糖尿病、胆囊炎、肝炎等；

神经系统及疼痛科疾病：
神经性头痛、血管性头痛、三叉神经痛、坐骨神经痛、慢性腰痛、胆绞痛、胃肠痉挛；以及失眠、多梦、神经症、围绝经期综合征等病症。

（二）外科病症

以疼痛为主要症状的各种外科病症，如急性扭伤、腰椎间盘突出症、足跟痛、脉管炎、肩周炎、落枕、风湿性关节炎、类风湿性关节炎、关节骨质增生、股骨头坏死等以及肛肠疾病如痔疮等。

（三）妇科病症

痛经、闭经、月经不调、乳腺增生、产后缺乳、带下病、盆腔炎、附件炎等。

（四）儿科病症

小儿感冒发热、咳嗽、百日咳、支气管肺炎、消化不良、呃逆、腹泻、便秘、惊风、遗尿症、近视、厌食症、夜啼，以及小儿的营养不良、生长发育迟缓等。

（五）皮肤科病症

1. 过敏性皮肤病	荨麻疹、湿疹、特应性皮炎；
2. 神经功能障碍性皮肤病	神经性皮炎、皮肤瘙痒症、皮肤淀粉样变病；
3. 损容性皮肤病	脂溢性皮炎、雄激素源性脱发、斑秃、痤疮、玫瑰痤疮、激素依赖性皮炎；
4. 色素障碍性皮肤病	黄褐斑、白癜风、黑变病；
5. 红斑鳞屑性疾病	银屑病；
6. 病毒性皮肤病	带状疱疹；以及应用于美容、美体等。

（六）五官科病症

牙痛、鼻炎、鼻窦炎、咽喉肿痛、视力减退、弱视、青少年假性近视、急性结膜炎、耳聋、耳鸣等。

（七）保健

预防疾病、病后恢复、强身健体、减肥等。

二、禁忌

（一）禁忌病症

1 严重的心脑血管疾病急性发作期、肝肾功能不全、全身浮肿者。由于刮痧会使人皮下出血、充血，血液循环加快，从而增加心、肺、肝、肾的负担，加重病情、甚至危及生命。

2 白血病、血小板减少、凝血功能障碍、再生障碍性贫血、严重贫血、皮肤高度敏感者。由于刮痧所致的皮下出血、充血不易被吸收。

3 急性传染病及接触传染性皮肤病。

4 精神病、破伤风、狂犬病等。

5 色素痣、血管瘤等皮肤肿瘤部位。

（二）禁忌人群

久病年老、新产妇、大病或大手术后、极度虚弱及消瘦之人、囟门未闭小儿以及晕痧者。

（三）禁忌部位

间接禁忌部位：	直接禁忌部位：
皮肤破损处、疖肿、痈疮、斑疹、溃疡以及不明包块；外伤及手术创面、韧带肌腱急性损伤、骨折部位；孕妇的腹部及腰骶部以及孕妇及经期妇女的三阴交、合谷及足三里等。	眼睛、口唇、舌体、耳孔、鼻孔、乳头、心尖搏动处、肚脐、前后二阴等部位禁止刮痧。

（四）禁忌

醉酒、过饥过饱、过度疲劳等情况。

第三章 3 机制、功效及应用

第一节　机制

一、中医理论

清·郭志邃在《痧胀玉衡·痧有实而无虚辨过》篇中言及："痧者，天地之疠气也。入之于气，则毒中于气而作肿作胀，入之于血，则毒中于血而为蓄为瘀。凡遇食积、痰火、气血即固之阻滞，结聚而且不散，此痧之所以可畏也。"《景岳全书·杂证谟·霍乱·针灸法》："针灸法，刺委中穴出血，或刺十指头出血，皆是良法……今东南人有刮沙之法，以治心腹急痛。盖使寒随血聚，则邪达于外而脏气始安，此亦出血之意。"

刮痧疗法借助刮痧工具对体表皮肤特定部位反复进行刮、挤、揪、捏、刺等方法，使皮肤表面呈痧点、痧斑状态，对体表脉络进行良性刺激，改善人体气血流通状态，最终达到治病的目的。总结刮痧治疗疾病的机制主要是以下四个方面。

1. 透邪外达　从中医角度讲，痧为天地之疠气，刮出之"痧"是渗出血管之外，存在于皮肤腠理、组织之间带有体内瘀积毒素的离经之血或体液。刮痧疗法即是将此"离经之血或体液"带着体内的瘀结等致病产物通过皮肤腠理排出体外，皮肤通过自身修复能力又可自行恢复原貌，最终达到治愈疾病的目的。如外感风寒之表证、夏中暑湿之头痛、浴后受风之瘾疹等皆可使用刮痧疗法。

2. 疏经通络　刮痧疗法主要的理论基础就是经络学说，经络阻隔是人体生病的主要病因病机之一。经络阻隔导致全身脏腑、气血津液间的沟通受阻，使气血失和、津液代谢不畅、脏腑功能紊乱而致病。刮痧疗法根据经络学说辨证取穴以疏通经络、调畅气血而治疗疾病。如治疗肝郁气滞之胁痛、胸腹壁血栓性浅静脉炎（Monder病）急性生成等。

3. 活血化瘀　中医有言，久病必瘀。瘀血内存，诸病由生。例如外科之癥瘕积聚，皆和血瘀有一定关系。刮痧疗法通过活血化瘀、祛瘀生新的机制，使瘀血得消、衃血得散，最终病情得愈。

4. 以痛治痛　一些疼痛性疾病，患者疼痛难忍的急性期情况下，利用刮痧疗法在患者可耐受的情况下，对其皮肤的末梢神经、血管进行的良性刺激，结合其活血化瘀、疏经通络的作用，患者的疼痛会很快得到缓解。例如带状疱疹后遗神经痛，经脉不通、肌肉痉挛之落枕，受风等原因引起的急性发作的肩周炎等。

二、现代研究

人体当新陈代谢过程中代谢的毒素或是外侵之毒瘀积在微血管中，会影响血管微循环和组织交换，改变毛细血管壁的通透性。而用刮痧工具向皮肤加压刮拭刮痧时，含有毒素的血液就会渗透到皮下，形成我们看见的"痧"。

刮痧的过程是机械的挤压，有强行疏通气血的作用，使原来封闭的通道开启，由于有效地刺激了浅表血管、神经、经络局部组织，通过刺激神经末梢来增强神经系统的传导能力，改善了微循环，增加了血液、体液、淋巴液流量及回流速度，使病变脏腑器官细胞得到营养和氧气的补充，活化了机体的细胞，使细胞的吞噬及免疫能力提高。由于刮痧促进了人体的新陈代谢，促使体内毒素的外排速度，提高了机体的免疫力，有效地防止了毒素的沉淀、堆积和蔓延，从而达到治病防病的目的。

有学者研究认为，刮痧可刺激神经末梢或感受器而产生效应，促进微循环，通过神经的反射或神经体液的传递，以及脑干网状结构大脑皮质下丘脑的有效激活，可以在较高的水平上调节肌肉、内脏、心血管的功能活动，同时对功能进行一系列体液调节，增强机体的免疫和抗病能力，以达到保健和治疗的目的。NielsenA等采用激光多普勒成像（LDI）技术，对入选的11位健康受试者刮痧治疗前后同区域的微循环进行测量，结果发现，刮痧增加了治疗区域的微循环，且微循环的增加可以起到减轻局部疼痛的作用。刘荣花等通过经络刮痧对于消除耐力训练大鼠的运动性疲劳的作用及可能机制探讨，结果显示经络刮痧能明显延长大鼠跑动至力竭的时间，能有效抑制运动训练造成的大鼠肌、肝糖原含量下降。稳定运动中的血糖水平，显著性降低训练大鼠血清酶LDH、CK活性，抑制由于长时间的力竭运动造成的血清ALT、AST活性显著升高，提示经络刮痧能够延缓机体运动性疲劳的产生。田宇瑛等采用激光多普勒血流成像技术，用轻、重手法对健康家兔背部、脊椎两侧中段进行刮痧，观察刮痧皮肤血流灌注量的变化，结果提示，刮痧后局部皮肤血流量较刮痧前有明显升高，而且重手法较轻手法更为明显；在刮痧后15～90min之间的不同时段，无论是重手法还是轻手法，刮痧局部血流量与刮痧前比较，均维持在较高水平，且轻重手法之间无明显区别。赵冬等从萌芽、发展、兴起三个阶段总结刮痧介质的应用及进步，并总结刮痧介质的效应分析：单纯刮痧介质有对皮肤的润滑、保护作用，增强皮肤渗透作用；含药物的刮痧介质，以皮部理论为作用基础，以络脉理论为作用途径，以辨病辨证为选择依据。

总之，刮痧的现代研究作用机制，主要是改善循环，加强新陈代谢，调动和增强人体细胞的免疫功能，达到抗炎止痛的作用；通过刮痧，使皮肤局部的毛细血管破裂，加速体内病理产物的排泄；刮痧刺激神经末梢，传导至整个神经网络，产生网络调控效应，从而发挥免疫调节作用。

第二节　功效及应用

一、排毒

1 发汗排毒：利用具有发汗作用的刮痧介质刮痧，能促进毛孔开张，以助汗液排出，排出体内邪气及毒素，适用于外感疾患如感冒、头痛、发热、中暑等；急性荨麻疹属风寒束表或风热郁闭者以及日常保健。

2 利尿排毒：通过对肾经、膀胱经等部位刮痧，术后饮温开水，有良好的利尿排毒作用，适用于冠心病、甲状腺功能异常等出现小便不利及轻微水肿病患及日常保健。

二、泻火解毒

通过刮痧可将外感火热之邪、体内郁火，通过皮部毛孔排出体外，外可治疗表邪，内可治疗郁结。

泻火解毒

例如，刮拭肺经穴位、揪痧喉结去肺火可治疗咽扁桃体炎；刮拭肝经、眼周穴位治疗目赤肿痛等；刮拭胃经、大肠经穴位可泻火解毒治疗面部痤疮及脂溢性皮炎等。

三、舒筋活络

刮痧能很好地舒展紧张或痉挛的肌肉，因此临床中肌肉损伤、工作劳损、颈椎病、肩周炎、落枕、腰椎间盘突出症、腰肌劳损、坐骨神经痛、不安腿综合征、足跟痛等情况出现时，可用刮痧治疗。

四、活血化瘀

刮痧能增强局部血液循环，改变毛细血管通透性，增加局部组织的血流量，并去除血液中的瘀结及毒素，从而起到活血化瘀、祛瘀生新的作用。临床刮痧可用于治疗气滞血瘀导致的带状疱疹后遗神经痛、痛经，络脉不通导致的下肢轻度静脉曲张，以及类风湿性关节炎等疾患。

五、行气止痛

所谓不通则痛，通则不痛，刮痧可调畅气机、改善血液运行，通过刮痧达到行气止痛的作用来治疗疾病；刮痧还可刺激末梢神经，通过经络信息的传递，调节人体机能，达到镇痛的作用。临床中，最常用的治疗头痛、偏头痛、三叉神经痛、牙痛、风湿类疾病相关疼痛、痛风、胁痛、腹痛、胃痉挛等疼痛。皮肤科常用刮痧疗法治疗带状疱疹遗留神经痛，还可用于治疗过敏性紫癜、荨麻疹导致的腹痛等情况。

六、运脾和胃

脾胃不和的病患，多出现胃肠道的急腹症，以及胃肠道功能失调导致的便秘、腹泻、呕吐等症，通过对脾经、胃经、肝经、胆经穴位以及腹部区域的刮痧治疗，通过对皮部末梢神经、血管的良性刺激，达到肝胆、脾胃整个消化系统的功能协调，最终缓解上述症状。

七、祛湿化浊

刮痧疗法可以加强血液循环，调动全身的机能状态，从而加快新陈代谢，达到利湿化浊的作用，另外，通过刮痧的出痧，体内的湿浊亦可随之透达至体外。临床实践中，主要多用于体胖多湿的患者，刮拭肺俞、脾俞、三焦俞、中府、上脘、石门、关元等穴位，调节痰湿体质，以间接治疗高血压病、冠心病、腹胀、便秘等疾患。皮肤科应用此法主要多用于治疗油脂分泌旺盛导致的面游风、粉刺、发蛀脱发、鬼剃头，以及由湿邪多导致的湿疮、慢性荨麻疹、结节性痒疹等疾患。

八、散结消癥

刮痧舒筋通络、活血化瘀、利湿化浊等功效的集体作用下，可达到散结消癥的作用，用于治疗皮肤未破溃肿瘤及内脏肿瘤。皮肤科还可用于治疗下肢的结节性红斑、血管炎、血栓性静脉炎等。

九、开窍醒脑

刮痧能有效地刺激末梢神经，经过经络信息传达给脑神经，再反向调节支配末梢神经以改善人体的机能。例如，对百会、风池、风府、哑门、翳风、水沟、合谷等穴位进行刮痧，具有开窍醒神、健脑通络的作用，可用于治疗头晕、头痛、目眩、耳鸣、晕厥等疾病。

十、美容

美容首先想到的是面部的容颜、光彩、肤质等情况。体内病变在面部不同的部位都会出现相应的反应，《素问·刺热篇》把五脏与面部相关部位划分如下。

五脏与面部相关部位划分	六腑在面部也有相应的划分
左面颊——肝； 右面颊——肺； 额——心； 颏——肾； 鼻——脾。	肝部左右——胆； 脾两旁——胃； 中央（颧下）——大肠； 鼻端以上——小肠； 明堂以下——膀胱、子处。

另外，面部有8条经脉循行，根据其分布及循行指导临床辨证取穴进行刮痧是美容养颜的有效手段。具体的刮痧美容应用及原理如下。

1　> 通过刮痧给予皮肤良性刺激，可透邪外出，如面部的色素沉淀、日晒斑、老年斑等，可通过刮痧逐渐淡化甚至去除。

2　> 可促进新陈代谢，改善血液循环，使人气血调和，气色转佳。

3　> 可治疗痤疮、黄褐斑、玫瑰痤疮、黑变病等多种皮肤科疾病，皮肤浅表部位的毒素，经过刮痧得以排出，可使皮肤逐渐红润细腻。

4　> 经过刮痧，局部皮肤的纤维遭受一定破坏后重组，从而增加皮肤弹性，可有效地淡化皱纹。

5　> 应用具有美白功效的介质油剂或霜剂刮痧，功效可大大提升，刮痧可促进其吸收，达到美白肌肤的作用。

6　> 刮痧促进血液循环，改善头皮的血供，毛发得以滋养，从而起到牢固发根、乌发润发的作用，临床用于治疗各类脱发以及非遗传性少白发。

　　目前刮痧应用于美容治疗已不局限在面部美容，还包括丰胸、瘦身等美体项目，不作为本书讨论重点。

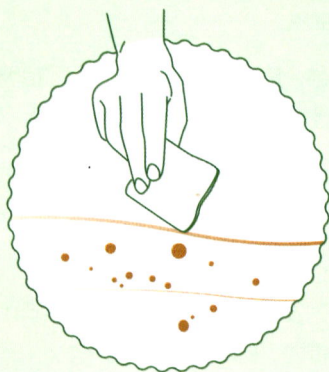

2

技法篇

第四章 **4** 操作常规

第一节　刮痧工具及辅助介质

一、刮痧的工具

历代所用刮痧工具种类甚多，如春秋战国时期用石器，汉代用铜器，唐、宋、元、明、清到民国年间用铜器、银器、沉香木、檀香木、水牛角、贝壳等做成刮痧工具。后来为了便于取用，民间则常用银元、铜钱、木梳背、陶瓷调羹等工具进行刮痧。尽管可选择的刮痧器具很多，甚至一些随手可得的生活用品都可以作为刮痧工具，但是，专业而实用的刮痧板仍是治疗效果的关键。刮痧板的挑选需要从外观、材质两个方面进行考察。

（一）刮痧板的外观

刮痧板形状多种多样，如刀型、三角形、柳叶形、月型、梳型，等等。常用的多为不规则矩形，包括弯曲的厚面，直线的薄面和棱角。而在基本外观上设有凹槽、尖角等各种形状，依据人体解剖结构而设计，其主要目的是适应和方便实际操作手法。

刮痧即可治疗疾病亦可用于保健，操作时治疗疾病多选取薄面，保健时多选取厚面，棱角多用于周围穴位的刮痧或点按。而较小的凹槽U型凹陷部分常用于对手指、脚趾、脊椎等突出部位进行刮痧治疗，以获得更大的接触面积，取得理想的治疗效果。

（二）刮痧板的材质

目前广受欢迎、应用广泛的当属水牛角、玉石材质的刮痧板，其次为砭石类刮痧板。伴随着科技的进步，一些新型刮痧板相继出现，如陶瓷、磁铁及纳米材料的刮痧板，因此类材质目前应用尚少，本书对常用的水牛角、玉石和砭石作简要介绍。

1. 水牛角刮痧板

天然水牛角健康无毒，其质地坚韧，光滑耐用，产量丰富，价格便宜，易于携带，而且塑形性好，持板手感好，保养得当，一般使用寿命较长。水牛角本身就是中药材，其味辛、咸，性寒。辛发散行气，可活

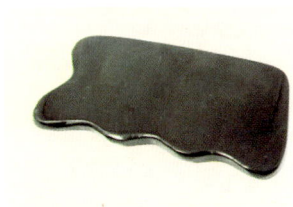

图4-1-1 水牛角刮痧板

血通经，润养经络肌肤；咸软坚散结以消肿；寒可清热解毒，凉血定惊。故水牛角刮痧板具有清热解毒、凉血定惊、活血通络等功效（图4-1-1）。

2. 玉石刮痧板

玉石优点是质地细腻，导热性好，玲珑剔透，但其缺点多：脆性高，易碎、易折，破碎或折断时容易伤及受术者皮肉，塑形性差，持板手感差，价格昂贵。玉石亦属于中药材范畴，其性味甘平，入肺

经，调心肺，清肺热，安神明，亦可滋养五脏六腑，祛除秽浊之气（图4-1-2）。

3. 砭石刮痧板

砭石取材广泛，硬度适中，便于加工，含有多种对人体有益的微量元素，且不含有害物质，据研究显示，砭石有某种能量场，作用于人体表面可产生极远的红外辐射，其射频极宽，远红外波长可达 $7 \sim 20 \mu m$。中医亦认为上品砭石具有安神、调理气血、疏通经络的作用（图4-1-3）。

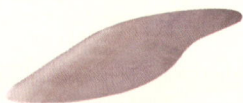

图 4-1-2　玉石刮痧板

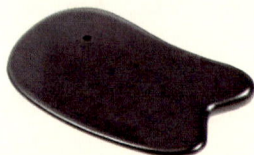

图 4-1-3　砭石刮痧板

4. 其他刮痧工具

以前民间多用铜制刮痧板（图4-1-4），或苎麻、铜钱、瓷碗、汤匙、梳子（图4-1-5）等作为刮痧工具，具有取材方便、操作便利、节约成本等优点。

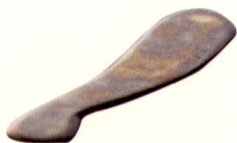

图 4-1-4　铜制刮痧板

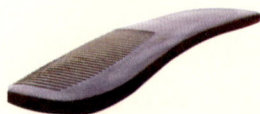

图 4-1-5　梳子做刮痧板

二、刮痧的介质

刮痧的介质，指在刮痧操作时涂于受术者体表起润滑作用或兼有治疗作用的制剂。介质的种类繁多，不同的介质有不同的特性。

1. 膏类

膏为质厚的油脂，传统多用动物油，如羊脂、马膏，现代多用医用凡士林。膏类有很好的润滑作用，且易于携带，可长期保存。

2. 油类

与膏相比，质地清晰，传统多用芝麻油、橄榄油、菜油等。现代将中药提取物加入其中制成药油或刮痧润肤油，不仅起到很好的润滑作用，且具有一定的治疗作用。根据成分的不同，可有清热解毒、预防感染、活血化瘀、舒筋活络、解肌发表、排毒祛瘀、消肿止痛等功效。

3. 酒类

又称酊类，为乙醇制剂，刺激性强、防腐性强，能溶解多种物质，临床运用较广。酒类物质润滑作用差，易挥发，一般不做润滑剂使用，主要用于增强临床疗效，有刺激、扩张血管、物理降温的作用。

4. 水类

以纯净水为介质，润滑能力差，主要用于热证。

5. 植物精华（精油）

精油是从植物的花、茎、叶、根或果实中通过水蒸气蒸馏法、挤压法、溶剂提取法等提炼萃取的高浓度、高挥发性的芳香物质，精油是现代科技的产品，有"西方中药"之称，其成分可通过皮肤渗透进入浅表动静脉血管网，可有效的调理身体，达到舒缓净化的作用。

第二节　操作规程

一、操作前准备

环境要求

刮痧治疗时应注意室内保暖，尤其是冬季，应避免寒冷与风口。夏季刮痧时，应避免空调和风扇直接吹到刮拭部位。

放松守神

受术者先休息5~10分钟，以消除紧张情绪与疲劳，适应治疗环境，以利操作。术者要守神，神态自然镇定，操作认真。

消毒

术前做好消毒工作，施术部位的消毒，术者严格按照洗手标准洗手。刮痧工具已消毒且处于备用状态，检查其是否清洁，边缘有无裂口。刮痧工具专人专用，避免交叉感染。

体位

根据施术部位选择合适的体位并充分暴露，嘱患者不要随意移动和改变体位，以免影响操作。

选穴

根据病情，确定治疗方案，选取对应经络及穴位。

二、操作中要领

术者的手法是取得刮板感觉的关键因素。刮痧疗法中一直强调的是刮痧时运板要求必须遵循"轻灵勿滞、均匀柔和、持久有力、渗透有知、不强求出痧"的原则，操作时要求动作不呆板，轻灵不失力度，具有渗透感，压力必须渗透肌肤达经脉筋骨，从而取得疏通经络、活血化瘀之功效。

1. 刮痧板握持方法

单手握板，将板放置掌心，一侧由拇指固定，另一侧由食指和中指固定，也可由拇指以外的其余四指固定，利用腕力进行刮拭，刮痧板移动方向与皮肤之间夹角以45°为宜，不可直立推刮或削铲。

2. 刮痧的次序

刮痧次序是指对人体进行保健刮拭时，所选择刮拭部位的顺序。刮痧顺序总的原则是从上向下，先头面后手足，先背腰后胸腹，先上肢后下肢，逐步按顺序刮痧。对于整体保健刮痧者，其顺序为：头、颈、肩、上肢、背腰、胸腹及下肢。对于局部保健者，颈部保健时：其顺序为头、颈、肩、上肢；肩部保健时：其顺序为头、颈、肩上、肩前、肩后、上肢。

胸部	腹部
胸部两侧以身体前正中线任脉为界，分别向左右（先左后右）；	由上向下刮拭，自左依次向右侧刮，有内脏下垂者，应右下向上刮拭；
四肢	
由上向下刮拭，下肢静脉曲张及下肢水肿患者，应从下向上刮拭，关节骨骼凸起部位应顺势减轻力度；	
背部	肩部
由上向下刮拭，先刮后背正中线的督脉，再刮两侧的足太阳膀胱经和经外奇穴夹脊穴；	从颈部分别向两侧肩峰处刮拭。

3. 刮痧的力度和时间

手法力量的轻重大小，刮拭时间的长短和间隔，依据受术者（患者）的年龄、性别、体质、病情状况以及出痧程度等因素而定，刮痧板接触皮肤，力量适中，以受术者承受能力为度。做单方向地均匀刮拭，每一方向刮15～30次，每一大的部位刮拭3～5分钟；治疗性刮痧或局部保健一般20～30分钟；全身整体保健刮痧以40～50分钟为宜。个别受术者不易出痧，不可强求出痧。出痧者一般3～5天痧退，痧退后方可在原部位进行再次刮拭。

三、时间与疗程

（一）时间与频次

1 › 刮痧治疗

刮痧治疗时，玄府开泻，正气消耗，为了扶正祛邪、祛邪而不伤正，且避免产生不良反应，刮痧治疗宜在饭后半小时以后进行，且不宜空腹，治疗时间一般在20分钟以内。再次刮痧治疗，应待上次治疗出痧部位痧痕消退后再进行，一般间隔2～3天治疗一次。痧痕的消退时间与个人的体质、病情、出痧部位有一定的关系。

2 › 刮痧保健

刮痧力道较轻，每个部位刮痧作用时间短，无需出痧，以潮红为度，亦可以次数为度，每个部位刮痧20次，可每天1次，10次为一个疗程。

（二）刮痧的疗程

根据疾病情况，分为急性期（疾病初起的3～5天）与恢复期（疾病后期恢复阶段，疾病发作1周以后）。急性期每天或隔天治疗1次，3～5次为一个疗程。恢复期2～3天治疗一次，7～10次为一个疗程。

第三节 刮痧手法与体位选择

一、手法分类

（一）根据刮拭的力度分类

1. 轻刮法

刮痧板与皮肤接触的面积大，移动速度慢或下压刮拭的力量小，被刮者无疼痛及其他不适感觉。轻刮后皮肤只出现微红，无瘀斑。此法适用于年老体弱者、颜面部位及辨证属于虚证的患者。

2. 重刮法

刮痧板于皮肤接触的面积小，移动速度快或下压刮拭的力量较大，此法适用于腰背部、脊柱双侧，下肢软组织较丰富处，青壮年体质较强者及辨证属于实证、热证的患者。

（二）根据刮拭的方向分类

1. 直线刮法

利用腕力下压并向同一方向直线刮拭，尽量拉长，要有一定距离，这种手法适用于身体比较平坦部位的刮痧，如背部、胸腹部、四肢部位（图4-2-1）。

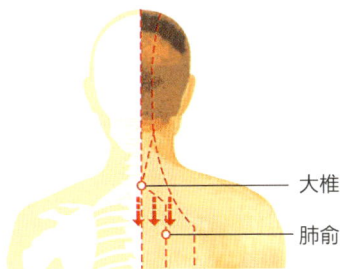

大椎

肺俞

图 4-2-1 直线刮法

2. 弧线刮法

刮拭的方向呈弧线形，刮拭后体表出现弧线形的痧痕，操作时刮痧的方向多依据肌肉走行或骨骼结构特点而定，此法适用于胸背部肋间隙、肩关节、膝关节周围等部位（图4-2-2）。

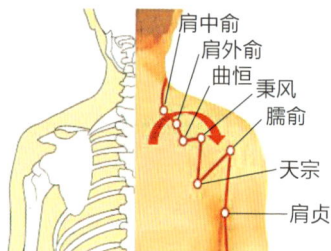

图4-2-2　弧线刮法

3. 逆刮法

逆刮法是指与常规刮拭的方向相反，即由下向上或由外向里进行刮拭的方法。此法适用于下肢静脉曲张、下肢浮肿等病症或按常规方向刮痧效果不理想的部位（图4-2-3）。

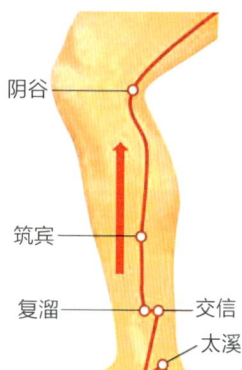

图4-2-3　逆刮法

4. 环刮法

环刮法是弧线刮法的扩充，用刮痧板的边或棱角接触刮拭部位的皮肤，做有规律的顺、逆时针方向环形刮拭，力量适中，不快不慢，有节奏感。此法适用于脐周、女性乳房周围及膝关节髌骨周围（图4-2-4）。

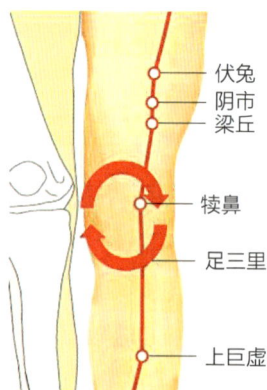

图4-2-4　环刮法

（三）根据刮痧板与体表部位的接触方式分类

1 ꞉ 摩擦法

将刮痧板的边、角或面与皮肤直接紧贴进行有规律的旋转移动或直线往返移动的刮拭，以皮肤产生热感为度并向深部渗透，此法适用于麻木、发凉或绵绵隐痛的部位，也可用于刮痧前，使患者放松。

2 ꞉ 梳刮法

适用于头部，将刮痧板从前额发际处及双侧太阳穴处向后发际处作有规律的单向刮拭，刮痧板与头皮呈45°角。因其动作似梳头状，故名"梳刮法"。此法操作宜轻柔缓和，适用于治疗头痛、头晕、疲劳、失眠及精神紧张等。

3 ꞉ 点按揉法

用刮痧板在皮肤经络穴位作点压按揉的手法，点按下压后做往复来回或顺逆旋转手法，操作时刮痧板紧贴皮肤而不滑动，频率较慢，每分钟50~100次，此法适用于太阳、曲池、足三里、内关、太冲、涌泉、三阴交等穴位的刮痧。

4 ꞉ 角刮法

使用特制的角形刮痧板或让刮痧板的棱角接触皮肤，与体表成45°角，自上而下或由里向外刮拭。手法要灵活，不宜生硬，避免用力过猛而损伤皮肤。此法适用于四肢关节、脊柱双侧经筋部位、骨突周围或肩部穴位的刮痧，如风池、内关、合谷、中府等。

5 ꞉ 边刮法

将刮痧板的长边一侧与体表接触成45°角进行刮拭，此法使用频率最高，适用于大面积部位的刮拭，如腹部、背部、下肢等。颜面部亦可应用，刮痧板长边与体表接触成10~20°角，用力轻柔平缓，避免出痧。

6 › 平推法

刮痧板与体表形成5~15°夹角,单方向推动皮肤,用于额部、颈部等部位刮痧,如推鱼尾纹等可应用平推法。操作时可单手持板,推动过程中另一只手固定被推皮肤,防止牵拉皮肤,注意手法柔和,力量一致。

(四)特殊手法

1. 放痧法　刮痧后,皮肤上出现明显凸起的瘀斑、痧疱或青紫肿块,酒精棉球消毒后,用三棱针或一次性采血针头,紧贴皮肤平刺放出瘀血少许,使瘀血、邪毒得泻。亦可直接用三棱针刺于四肢末端穴位或五官穴位,放出少许血液,术后,用碘伏消毒,并用胶布固定。此法多用于重症急救,亦适用于治疗中暑、急性腰扭伤、下肢静脉曲张等。

2. 扯痧法　扯痧法又称揪痧法,用食、中指的第二指节或食指、大拇指蘸取润滑油后对准施术部位,把皮肤与肌肉捏紧揪起,瞬间用力向外滑动再松开,一揪一放,直到皮肤出现紫红色瘀点、瘀斑,此法适用于头面部的印堂、颈部的天突和背部夹脊穴等部位刮痧。

3. 拍痧法　拍痧法即握住刮痧板一端,利用腕力,使痧板的另一端平面在体表上进行有规律的拍打,速度均匀,力度和缓。此法适用于腰背部、前臂、腘窝及以下部位。

4. 弹拨法　用刮痧板的边角在人体肌腱、经筋附着处或特定的穴位处,利用腕力进行有规律的点压、按揉,并迅速向外弹拨,状如弹拨琴弦,力量适中,速度较快,每个部位宜弹拨3~5次,适用于脊柱两侧及华佗夹脊穴处刮痧。

5. 颤刮法　　刮痧板的边角与人体接触，向下按压并快速有节奏的颤动（每分钟100次左右）或在颤动时逐渐移动，用于头部、背部和关节部位。

（五）综合手法

1. 刮痧拔罐法

是刮痧与拔罐配合使用的一种方法，一般先刮痧，然后在刮痧的部位留罐或进行走罐。该法多用于背部和下肢部位。

2. 刮痧按摩法

刮痧前按摩可缓解病痛，同时也消除对刮痧的顾虑，然后再刮痧以增强按摩的效果；刮痧后按摩主要是针对刮痧后痧斑部位，促进血液循环和促进痧斑吸收，提高刮痧效果。

三、体位选择

在刮痧治疗过程中，医患双方都应选择一种最为合适的体位，以利于刮痧操作的实施。体位的选择既要考虑患者的舒适度，又要考虑施术方便。其原则是：受术者肢体自然、放松，并能持久，受术部位充分暴露，并且应该感觉到舒适、安全。术者操作自如，发力方便，左右手交替无障碍，并且能持久操作，不易疲劳。

（一）受术者体位

❶ 仰卧位：受术者仰卧位，两下肢伸直或腘窝下垫枕微屈。颜

面部、胸腹部、四肢前面时操作常选此体位。

❷ 俯卧位：受术者俯卧位，头可置于诊床床头的洞中，脚踝下面可垫枕，双上肢放在体侧，或屈曲放在床头两侧的手托上。项肩部、腰背部、臀部、下肢后部操作时，常选此体位。

❸ 侧卧位：在刮痧治疗颈肩、臀和四肢外侧部位时可用此体位；对于饱餐后或身体肥胖不能俯卧者，也可取此体位操作。

❹ 端坐位：受术者坐靠于椅子上，做头面部操作时可选此体位。

❺ 伏坐位：受术者反坐于一种伏坐式治疗椅上，头面部、胸部、两手前臂、两小腿前部等多点手里支撑身体，全身处于一种非常放松的状态，可在此体位下行项部、肩胛、背部等部位的操作。

❻ 侧伏坐位：受术者侧坐于椅子上，一手放置于椅背，一手自然下垂，适用于肩部、上肢的操作，此体位舒适，患者放松。

❼ 仰靠坐位：受术者靠坐于椅子上，双手自然放于双腿上，此体位适于颈肩部、上肢的刮痧操作。

（二）术者的体位

术者的操作体位主要取决于治疗部位，头面部、胸腹部多取坐位，肩颈、腰背部、四肢部多取站立位，一般不要坐在治疗床上操作。

第四节　定经、选穴与配穴

一、定经

刮痧的定经、选穴、配穴主要依据于经络辨证。经络分布于周身，运行全身气血，联络脏腑关节，沟通上下内外，使人体各部相互协调，共同完成各种生理活动。当人体患病时，经络又是传递病邪的途径，外邪从皮毛、口鼻侵入人体，首先导致经络之气失调，进而内传脏腑；反之，如果脏腑发生病变时，同样也可循经络反应于体表，在体表经络循行的部位，特别是精气聚集的腧穴处，出现各种异常反应，如麻木、酸胀、疼痛或皮肤色泽改变。如此可辨别病变所在经络、脏腑，从而知道刮痧定经。

刮痧选穴、配穴处方是在分析病因病机、明确辨证立法的基础上，选择适当的腧穴和刮痧手法、补泻方法组合而成的，是刮痧治病的关键步骤。

二、选穴原则

选穴原则是临证取穴的基本法则，也是配穴的基础、前提和先决条件。一般有局部取穴、临近取穴、远端取穴、辨证取穴、随症取穴五种。

1 › 局部取穴

局部取穴即在受病肢体、脏腑、组织、器官的周围局部选取相关腧穴。是根据"腧穴所在，主治所在"的治疗规律而选穴。多用于治疗病变部位比较明确、比较局限的病症以及某些器质性病变。例如神经性皮炎、节段型白癜风、带状疱疹、循经发作的皮肤病等。

2 › 临近取穴

临近选穴就是在距离病变部位比较接近的范围内取穴，例如距皮损临近处选穴而实施刮痧治疗。前后对应选穴法亦属于临近选穴，除了可以取腧穴之外，也可以取对应的阿是穴。方法是先在胸腹（或腰背）部探明阳性反应点，然后向腰背（或胸腹）部划一水平弧线，在与阳性反应点相对之处定穴，此法多用于治疗胸腹或腰背部疼痛性病症。皮肤科常用于治疗的疾病如带状疱疹等。

3 › 远端选穴

远端选穴即在距离病变部位较远的地方选穴。《黄帝内经》中称之为"远道刺"。这种选穴方法紧密结合经脉的循行，体现了"经脉所通，主治所及"的治疗规律。特别适用于在四肢肘膝关节以下选穴，用于治疗头面、五官、躯干、内脏病症，在针灸临床上应用十分广泛。《四总穴歌》之"肚腹三里留，腰背委中求，头项寻列缺，面口合谷收"就是远端选穴的典范。

4 › 辨证选穴

临床上有许多病症，如发热、失眠、健忘、多梦、贫血、月经不调等均属于全身性病症，单纯应用上述按部位选穴的方法施治有所局限。此时须根据病症的性质进行辨证分析，将病症归属于某一脏腑或经脉，然后按经取穴。例如湿疹属脾虚湿蕴者，归脾经，则选取脾经穴位；带状疱疹属肝胆湿热者，多选肝胆经之穴位。

5 › 随症选穴

对于个别突出的症状，也可以随症选穴。例如：患丹毒者发热明显时，根据发病部位等因素选取耳尖、大椎、曲池、少商等治疗以泄热。

三、配穴方法

配穴方法是在选穴的基础上，将具有类似治疗作用的2个或2个以上的腧穴进行组合配伍，其目的在于加强腧穴之间的协同作用，相辅相成、提高疗效。

（一）按部配穴

按部配穴是结合身体的一定部位进行配穴的一种形式，以充分发挥腧穴的局部治疗作用和远端治疗作用。头面、胸腹和腰背部腧穴多产生局部治疗的作用，四肢肘、膝关节以下的腧穴基本上都有远端治疗的作用。体现了经络学说的标本根结理论。具体可分局部配穴法、上下配穴法、前后配穴法、左右配穴法、三部配穴法等。

1. 局部配穴

对于病变部位比较明确、比较局限的病症以及某些器质性病变，可以采用局部配穴法，以疏调局部经络之气。如颜面部带状疱疹后遗神经痛，可配印堂、太阳、百会、头维。

2. 上下配穴法

上下配穴法在针灸临床上应用广泛。上肢或者腰部以上称之为上，下肢或者腰部以下称之为下。《灵枢·终始》云"病在上者下取之，病在下者高取之，病在头者取之足，病在足者取之腘。"如此配穴即称为上下配穴。例如风火牙痛，上取合谷，下配内庭。

3. 前后配穴法

前后配穴法又称"腹背阴阳配穴法"，是以身体前后部位所在俞穴之间相互配伍的方法。如胃痛前取中脘、梁门，后配胃俞、筋缩。

4. 三部配穴法

三部配穴法就是在病变的局部、临近和远端同时取穴，配伍成方，古称"天、地、人"三才配穴法，临床应用极为广泛。

（二）按经配穴

按经配穴即按经脉的理论和经脉之间的联系配穴。常见的有本经配穴、表里经配穴、同名经配穴、子母经配穴、交会经配穴。刮痧常用本经配穴与表里经配穴。

本经配穴

经辨证论治，确定某一经发生病变时，即遵循"不盛不虚，以经取之"的治疗原则，选取本经脉的腧穴配伍成方。如少阳头部皮肤疼痛，以足少阳胆经的率谷、风池、足临泣、足窍阴相配伍。

表里经配穴

表里经配穴是以脏腑、经脉的阴阳表里关系为依据的配穴方法，是根据《素问·阴阳应象大论》中"从阴引阳，从阳引阴"的理论制定的。具体方法是某一脏腑、经脉病症，不仅要选取本经的腧穴，亦要同时配伍表里经的有关腧穴。如肺经风热之颜面部痤疮，既要选取肺经腧穴，亦要配伍大肠经腧穴。

5 第五章 分部操作与补泻原则

第一节　分部操作

各部位刮痧手法，是根据人体各部位的解剖特点，选用相适宜的刮痧工具和刮拭方法，根据病情的需要确定刮拭的方法和顺序。

一、头部刮拭方法

患者取端坐位，施术者位于患者的一侧，一手用刮板刮拭，另一只手扶住患者头部，保持其稳定。采用弧线刮法或梳刮法，刮痧板与头皮成45~60°角，刮痧时力度由轻到重，以患者能耐受为度，每个部位刮拭20~30次即可。可在部分穴位采取角刮法、点压法或按揉法重点刮拭，以加强疗效，如风池穴、百会穴。

1. 分部操作

❶ 头部两侧：从太阳穴开始，经过头维、颔厌，刮至风池（图5-1-1）。

❷ 头前部：从百会穴开始，经过前顶、通天、五处、头临泣等穴位，刮至前头发际（图5-1-2）。

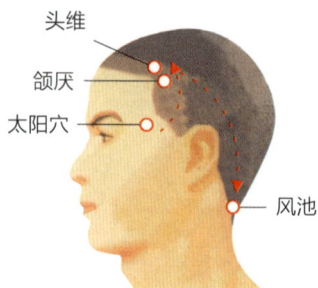

图 5-1-1　头部两侧刮痧示意

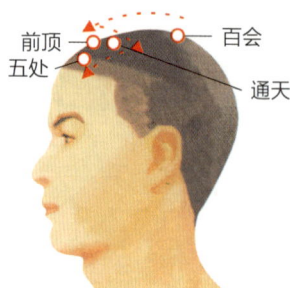

图 5-1-2　头前部刮痧示意

❸ 头后部：从百会穴开始，经过后顶、脑户、哑门等穴位，刮至后头发际处（图5-1-3）。

❹ 全头部：以百会穴为中心向头顶四周呈放射状进行刮拭，覆盖全头部穴位（图5-1-4）。

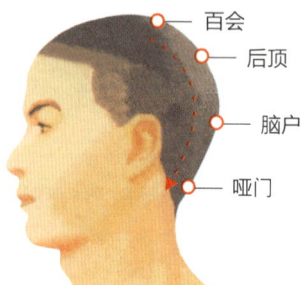

图 5-1-3　头后部刮痧示意

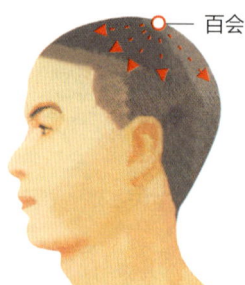

图 5-1-4　全头部刮痧示意

2. 主治病症

头痛、高血压病、失眠、眩晕、耳鸣等。皮肤科疾病，如银屑病、神经性皮炎、皮肤瘙痒症、脂溢性皮炎、雄激素源性脱发、斑秃、带状疱疹后遗神经痛等。

3. 适用手法

弧线刮法、梳刮法、角刮法、点按揉法。

4. 注意事项

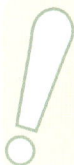

- 因其头发覆盖，不需涂抹介质。

- 头部有破溃、渗出、感染、包块者禁止刮痧。

- 刮拭头部时不强求出痧，因头部不易出痧。

- 若局部刮拭时有酸、麻、胀、痛等感觉，是正常现象，刮拭后即可消失。

- 操作需双手分工合作，一手固定，一手刮拭，以保持头部安全、稳定。

二、面部刮拭

患者取仰卧位，术者一手扶持面部，一手进行刮拭，根据面部肌肉的走向，从眼、鼻、口的中线向面部两侧刮拭。刮痧板与皮肤的夹角小于15°，手法宜轻柔缓慢，切忌重力和大面积刮拭，每个部位刮拭20～25次即可，避免出痧。

1. 分部操作

❶ 前额部：从前额正中线，分别向两侧刮拭，上方刮至前发际，下方刮至眉毛，经过印堂、攒竹、鱼腰、丝竹等穴位（图5-1-5）。

❷ 两额部：由内而外刮拭，经过承泣、四白、下关、听宫、耳门等穴位（图5-1-6）。

❸ 下颌部：以承浆为中心分别向两侧刮拭，经过地仓、大迎、颊车等穴位（图5-1-7）。

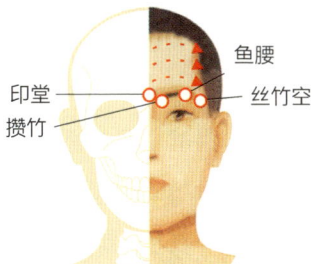

图 5-1-5　前额部刮痧示意

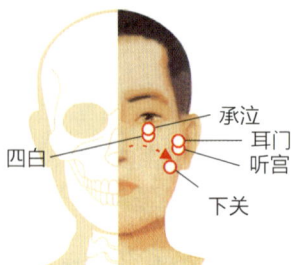
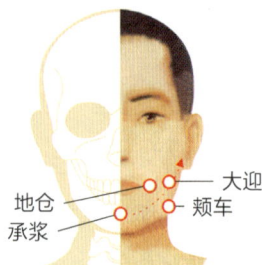

图 5-1-6 两颧部刮痧示意　　　　图 5-1-7 下颌部刮痧示意

2. 主治病症

鼻渊、弱视，皮肤科病症如：黄褐斑、黑变病、痤疮、脂溢性皮炎、白癜风、带状疱疹等。

3. 适用手法

弧线刮法、边刮法、平推法、角刮法、点按揉法。

4. 注意事项

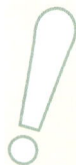

- 术前做好皮肤清洁工作，涂抹刮痧介质，避免干刮损伤皮肤。
- 忌出痧，避免影响美观，用力轻柔和缓，忌大力、重力。
- 宜用专业面部刮痧板或用刮板前缘1/3部位刮拭，避免损伤皮肤。

三、颈部刮拭

颈部刮拭，受术者采取端坐位或伏坐位，术者一手固定颈项，另一只手进行刮拭，采用直线刮法，刮拭的力度由轻到重，均匀用力，中间不得停顿。刮拭20～30次即可。

1. 分部操作

❶ **颈后正中线（督脉循行部位）：** 从哑门穴至大椎穴，用力要轻柔，勿用力刮拭棘突，避免局部过度疼痛，此处10～20次即可，可在大椎穴用点压法刮拭（图5-1-8）。

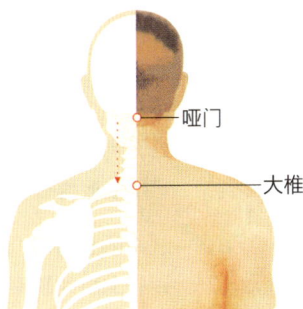

❷ **颈部两侧：** 脊柱两侧，第一线从天柱穴向下刮至风门穴（图5-1-9），第二线从风池刮至肩井、巨骨穴，经过肩中俞、肩外俞、秉风等穴位（图5-1-10），采用直线刮法，中途不停顿，颈部到肩上肌肉较丰富，手法宜用力稍重而频率慢。可在风池穴、肩井穴用点压法重点刮拭。

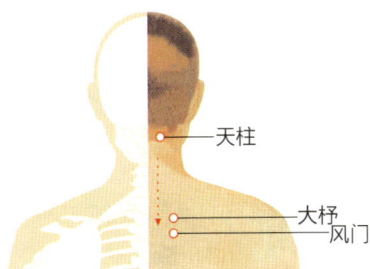

图 5-1-8 颈后正中刮痧示意

图 5-1-9 颈部两侧第一线刮痧示意

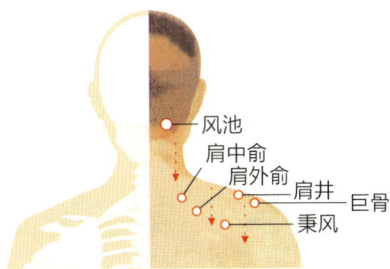

图 5-1-10 颈部两侧第二线刮痧示意

2. 主治病症

内科病如颈椎病、落枕、高血压病等。皮肤科病症如神经性皮炎、荨麻疹、皮肤瘙痒症等。

3. 适用手法

角刮法、直线刮法、重刮法、点按揉法。

4. 注意事项

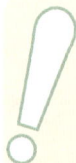

> - 颈后正中线（督脉颈部循行部位）尤其是第七颈椎大椎穴处，用力要轻柔（用补法）。如患者颈椎棘突明显突出，亦可用刮板棱角点按在两棘突之间刮拭。
>
> - 颈两侧到肩上，应将刮拭尽量拉长，中途不做停顿。颈部到肩上肌肉较丰富，力度可稍重，一般用平补平泻，用力重而频率慢的手法。

四、胸部刮拭方法

患者取仰卧位，两手自然放于身体两侧，术者站于患者一侧，一手固定胸部，一手操作，刮拭10~20次为宜，用力轻柔。

1. 分部操作

❶ **胸部正中线**：从任脉的天突穴到膻中穴，用刮板角自上而下直线刮拭，用力宜轻柔。可在天突穴和膻中穴点压按揉法进行重点刮拭，每个穴位可按揉5~10次（图5-1-11）。

❷ **胸部两侧**：胸部以任脉为界分别向两侧平行刮拭，隔过乳头处，采用轻刮法或角刮法，沿上下两肋骨之间刮拭（图5-1-11）。

2. 主治病症

内科病症如：痞满、呃逆、乳腺增生、乳腺炎。皮肤科病症如：带状疱疹后遗神经痛、荨麻疹、湿疹、银屑病、皮肤瘙痒症等。

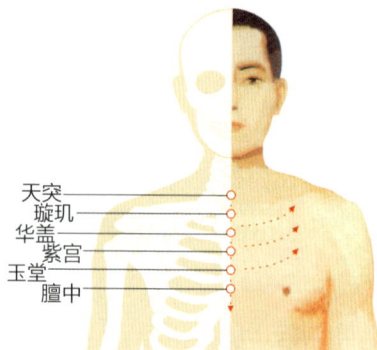

天突
璇玑
华盖
紫宫
玉堂
膻中

图5-1-11　胸部正中线及胸部两侧刮痧示意

3. 适用手法

弧线刮法、轻刮法、重刮法、点按揉法。

4. 注意事项

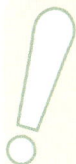

- 乳头、乳晕处禁止刮拭。
- 刮拭胸部正中线时用力应轻柔。
- 刮拭肋间隙时可用刮板棱角沿两肋间隙刮拭，用力不宜过大。

五、腹部刮拭方法

患者取仰卧位，两手置于身体两侧，术者站于患者一侧，涂抹介质后采用边刮法由上向下刮拭。

1. 分部操作

❶ 腹部正中：先刮正中部位，从上脘依次向下经过中脘、下脘，避开肚脐向下经过气海穴、关元穴刮至中极穴（图5-1-12）。

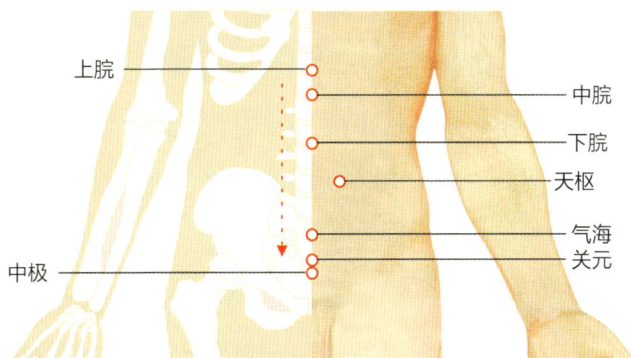

图 5-1-12 腹部正中刮痧示意

❷ **腹部两侧**：依次按肾经、胃经、脾经刮拭，每条经脉刮拭20～30次为宜，根据病情可在中脘、下脘、关元、气海、天枢等穴位采用重刮法进行重点刮拭（图5-1-13、14、15）。

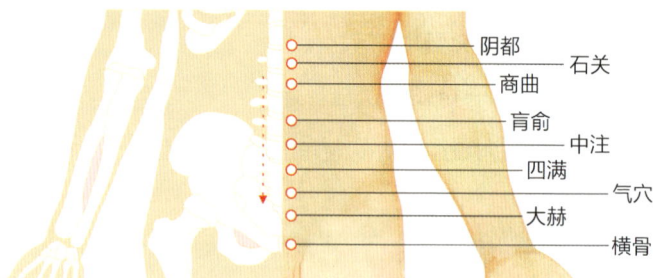

图 5-1-13　足少阴肾经腹部刮痧示意

阴都　石关
商曲
肓俞　中注
四满　气穴
大赫
横骨

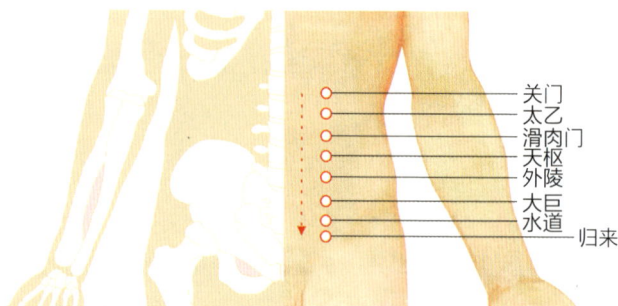

图 5-1-14　足阳明胃经腹部刮痧示意

关门
太乙
滑肉门
天枢
外陵
大巨
水道　归来

2. 主治病症

月经不调、闭经等妇科疾病、胃痛、泄泻等胃肠疾病。皮肤科疾病如：带状疱疹后遗神经痛、荨麻疹、湿疹、银屑病、白癜风等。

3. 适用手法

边刮法、点按揉法、重刮法、

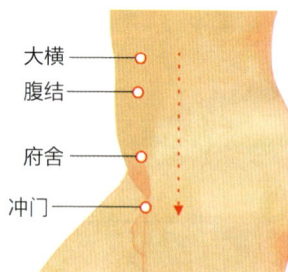

大横
腹结
府舍
冲门

图 5-1-15　足太阴脾经腹部刮痧示意

直线刮法。

4. 注意事项

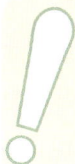

- 空腹或饭后半小时以内禁在腹部进行刮拭。
- 脐中即神阙穴禁涂活血剂。
- 肝硬化腹水、胃出血、腹部新近手术、肠穿孔等禁在腹部刮拭。
- 孕妇腹部禁止刮痧，月经期腹部禁止刮痧。
- 胃下垂患者由下向上刮拭。

六、腰背部刮拭方法

患者取俯卧位，两手放于身体两侧，术者站于患者一侧，一手固定患者背腰部，一手操作，涂抹介质后，采用直线自上而下刮拭。操作力度由轻到重，力度平稳，中途不得跳跃及停顿，刮拭20~30次为宜。

1. 分部操作

❶ 背部正中线：督脉循行的部位，采用直线轻刮法，从大椎开始，向下刮至长强穴，身体消瘦、椎体棘突明显突出者，宜用刮痧板的边角，由上向下依次点压、按揉每一个椎间隙3~5次，以局部酸胀感为宜（图5-1-16）。

❷ 背腰部两侧：膀胱经循行部位，采用直线重刮法刮拭膀胱经第一侧线与第二侧线中间区域，20~30次为宜，可在相应区域背俞穴反应点采用点压按揉法进行重点刮拭（图5-1-17）。

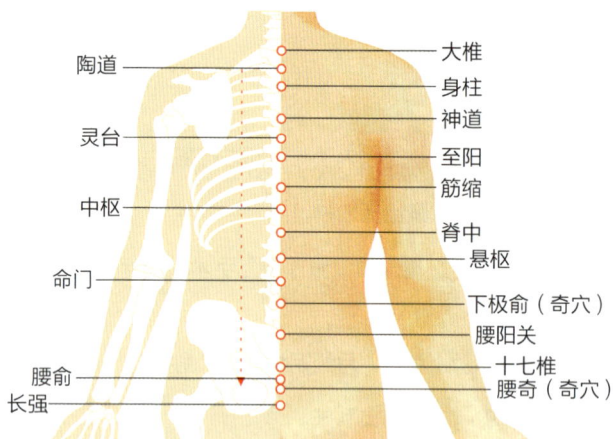

图 5-1-16　督脉刮痧示意

陶道　　　　　　大椎
　　　　　　　　身柱
　　　　　　　　神道
灵台　　　　　　至阳
　　　　　　　　筋缩
中枢　　　　　　脊中
　　　　　　　　悬枢
命门　　　　　　下极俞（奇穴）
　　　　　　　　腰阳关
　　　　　　　　十七椎
腰俞　　　　　　腰奇（奇穴）
长强

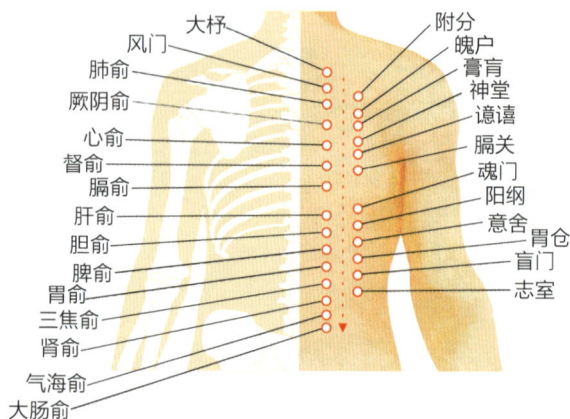

图 5-1-17　足太阳膀胱经背部刮痧示意

大杼　　　　　　附分
风门　　　　　　魄户
肺俞　　　　　　膏肓
厥阴俞　　　　　神堂
心俞　　　　　　譩譆
督俞　　　　　　膈关
膈俞　　　　　　魂门
肝俞　　　　　　阳纲
胆俞　　　　　　意舍
脾俞　　　　　　胃仓
胃俞　　　　　　盲门
三焦俞　　　　　志室
肾俞
气海俞
大肠俞

2. 主治病症

内科病症如：高血压病、腰背痛症等。皮肤科病症如：带状疱疹、带状疱疹后遗神经痛、银屑病、荨麻疹、湿疹、神经性皮炎、皮肤瘙痒症等。

3. 适用手法

直线刮法、轻刮法、重刮法、边刮法、点按揉法。

4. 注意事项

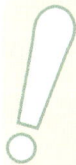

- 刮拭背部正中线（督脉背部循行部位）时手法应轻柔，以免伤及脊椎，禁用重力刮棘突处。

- 刮拭背部两侧时用力宜均匀，尽量拉长刮拭，不得跳跃及停顿。为避免患者受力不均匀，亦可分段操作，第一段从大椎穴到至阳穴，第二段从至阳穴至悬枢穴，第三段从悬枢穴至长强穴，侧线同此分段。

- 背部刮痧不但可以治疗疾病，还可诊断疾病。相应的背俞穴反应相应的脏腑病变，如刮拭背部时若在心俞部位出现明显压痛，或出现大量瘀斑，即提示有心脏相应病变的可能，其他类推。

七、四肢刮拭方法

1. 分部操作及主治

❶ 上肢：患者取仰卧位或端坐位，术者一手将患者上肢稍外展并固定，另一手持刮痧板，涂抹介质后，采用直线刮法从桡侧到尺侧依次刮拭，每一部位刮拭10～20次即可。每一经脉均可分两段刮拭，即上臂和前臂，用力宜轻柔和缓。刮拭上肢内侧时沿手太阴肺经（图5-1-18）、手厥阴心包经（图5-1-19）和手少阴心经（图5-1-20）循行区域；刮拭上肢外侧时沿手阳明大肠经（图5-1-21）、手少阳三焦经（图5-1-22）和手太阳小肠经（图5-1-23）循行区域。

主治病症：肘臂挛痛和慢性劳损以及皮肤科病症，如湿疹、带状疱疹后遗神经痛、皮肤瘙痒症、神经性皮炎、白癜风等。

❷ 下肢：患者取仰卧位，术者站于患者一侧，一手将患者一侧下肢固定，另一只手持刮痧板，涂抹介质后，采用直线重刮法，由上

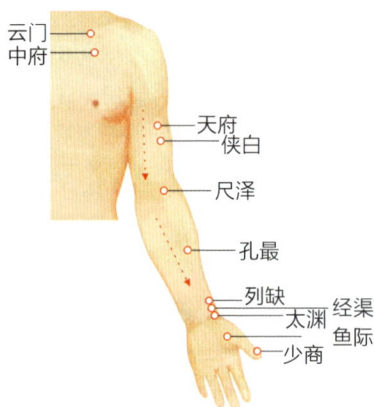

图 5-1-18　手太阴肺经刮痧示意

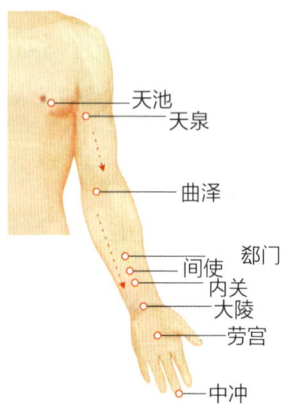

云门
中府
天府
侠白
尺泽
孔最
列缺　经渠
太渊　鱼际
少商

图 5-1-19　手厥阴心包经刮痧示意

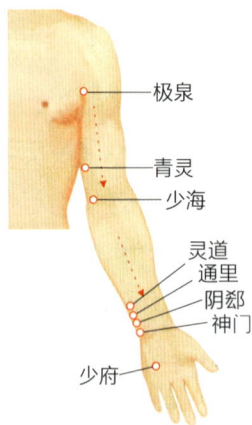

天池
天泉
曲泽
郄门
间使
内关
大陵
劳宫
中冲

图 5-1-20　手少阴心经刮痧示意

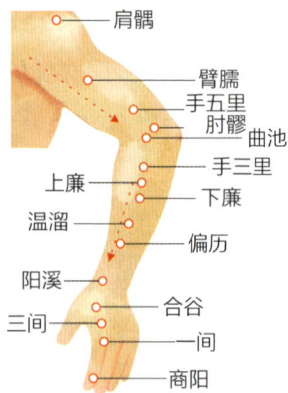

极泉
青灵
少海
灵道
通里
阴郄
神门
少府

图 5-1-21　手阳明大肠经刮痧示意

肩髃
臂臑
手五里
肘髎　曲池
手三里
上廉
下廉
温溜
偏历
阳溪
合谷
三间
一间
商阳

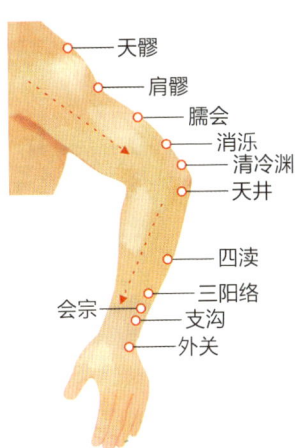

图 5-1-22　手少阳三焦经刮痧示意

天髎
肩髎
臑会
消泺
清冷渊
天井
四渎
三阳络
会宗
支沟
外关

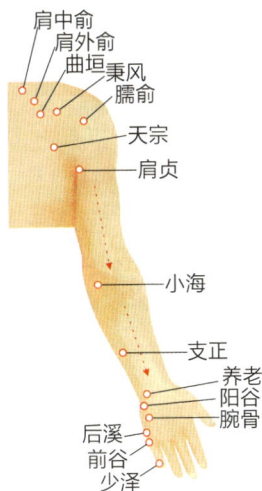

图 5-1-23　手太阳小肠经刮痧示意

肩中俞
肩外俞
曲垣
秉风
臑俞
天宗
肩贞
小海
支正
养老
阳谷
腕骨
后溪
前谷
少泽

而下刮拭，用力均匀平稳，中间不得跳跃、停顿。可分两段操作，先刮大腿再刮小腿，刮拭20～30次为宜。刮拭下肢前侧时沿足阳明胃经（图5-1-24）循行方向由上而下常规刮拭，注意膝关节处用轻刮法，不宜用力过大，并可在内外侧膝眼、足三里、丰隆用点压法重点刮拭，每个穴位可刮拭5～10次；刮拭内侧，沿足太阴脾经（图5-1-25）、足厥阴肝经（图5-1-26）、足少阴肾经（图5-1-27）循行区域，可在三阴交、血海穴采用点压法、按揉法重点刮拭，每个穴位可刮拭5～10次；刮拭外侧时，沿足少阳胆经（图5-1-28）循行区域常规刮拭，而在环跳穴可采用点压、按揉法重点刮拭，每个穴位可刮拭5～10次；刮拭后侧，沿足太阳膀胱经（图5-1-29）循行区域常规刮拭，而在承山穴可采用点压法、按揉法重点刮拭，每个穴位可刮拭5～10次。

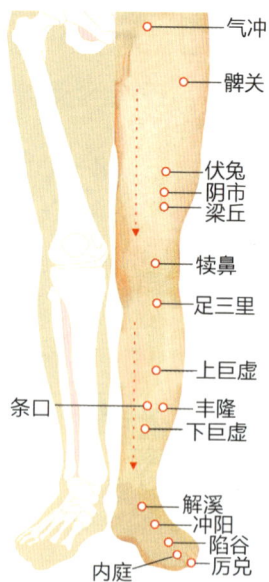

图 5-1-24　足阳明胃经下肢刮痧示意

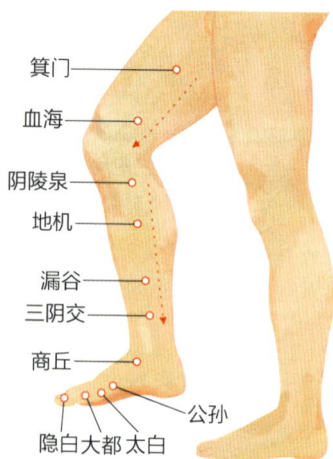

图 5-1-25　足太阴脾经下肢刮痧示意

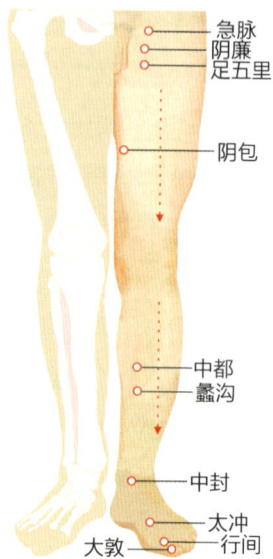

图 5-1-26　足厥阴肝经下肢刮痧示意

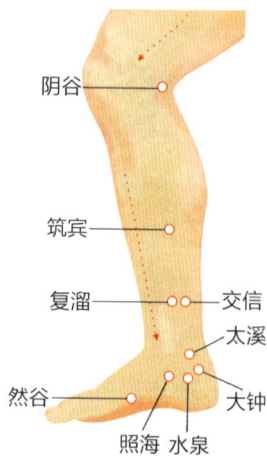

图 5-1-27　足少阴肾经下肢刮痧示意

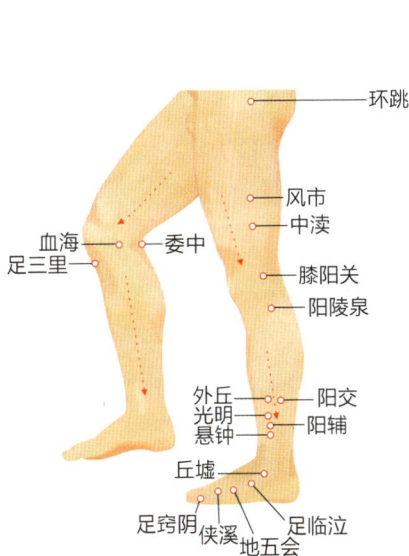
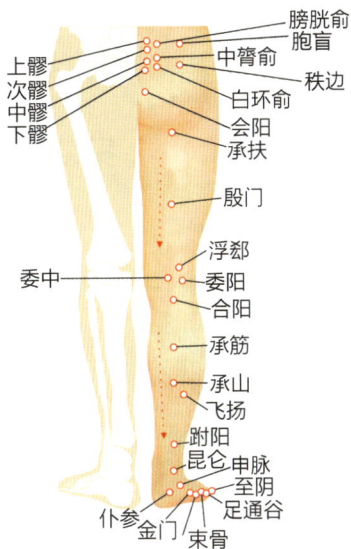

图 5-1-28 足少阳胆经下肢刮痧示意　图 5-1-29 足太阳膀胱经下肢刮痧示意

主治病症: 坐骨神经痛、下肢急性损伤和慢性劳损;下肢静脉曲张、湿疹、带状疱疹后遗神经痛、皮肤瘙痒症、瘀积性皮炎、白癜风等。

2. 适用手法

直线刮法、重刮法、点按揉法、拍打法。

3. 注意事项

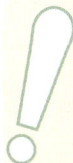

- 皮下不明原因的包块、感染病灶、皮肤破溃处、痣瘤等处应避开刮拭。

- 急性骨关节创伤、挫伤之处不宜刮痧。

- 下肢静脉曲张、水肿患者,应从下向上刮拭。

第二节　补泄原则

补，即补益，扶助正气，泻，即消除，祛除病邪，补虚泻实即扶正祛邪。具体内容包括刮拭时运板的快、慢、轻、重、频次等，在临证时选择运用，而达到补虚泻实之功效，从而使疾病早日痊愈。刮痧的补泻方法分为补法、泻法、平补平泻法。

一、补法

即力量小、速度慢、刺激时间长。补法功效是激发人体的正气，使衰退的功能恢复旺盛。适用于年老体弱、久病重病和体型瘦弱的虚证患者。

二、泻法

即力量大、速度快、刺激时间短。泻法的功效是疏泄病邪，抑制功能亢进。此法适用于年轻力壮、新病、急病和形体壮实的患者。

三、平补平泻法

适用于日常的保健和实证、虚证兼有的患者。

第六章

注意事项和不良反应处理

第一节　注意事项

一、刮痧前

（1）询问患者既往是否进行过刮痧，有无晕痧；再次询问既往病史，了解有无刮痧禁忌。

（2）气环境温度：保持环境清洁、安静、空气流通，并注意保暖，若室温偏低，则减少暴露部位。夏季不可在电风扇、空调或过堂风处操作，冬季应避免寒冷和风口。

（3）检查刮痧器具是否光滑，是否有损伤和锐角，避免划伤患者，并进行清洁和严格消毒，施术者双手也要保持清洁，可以选择免洗手消毒凝胶随时消毒。

（4）患者体位要舒适，施术者站位适宜，以便于操作。

（5）充分暴露刮痧部位皮肤，并做好清洁。

二、刮痧中

（1）一般需要在患者刮痧部位上外涂刮痧介质。

（2）痧痕未退部位不宜再次刮痧。

（3）首次刮痧时取穴宜少不宜多，手法要柔和、有序，时间宜短，但须保证治疗效果。

（4）注意基本操作，手持刮痧板，治疗时用刮板薄的一边，保健时用刮板厚的一边。

（5）得气点因人而异，注意找准，提前考虑好补泻手法。

（6）应不断询问患者的感受，如是否能承受，刮拭部位痛不痛等，根据病情调节刮痧的力度、时间和频次。若患者言称刮拭部位疼痛，施术者应区分是患者本身疾病的疼痛，还是手法太重所致，若是前者，应向患者解释疾病发生疼痛的道理，让患者稍加忍耐，刮痧本身可以疏通经络，经络通畅自然可以减轻或消除疼痛；若是后者，施术者应及时调整手法力度。

（7）一般情况下，每个部位刮2～4条或4～8条血痕，长度根据部位决定，可直条或弧形。

（8）刮痧以出痧为度，不可强求出痧。需了解影响出痧多少的因素，选经、选穴是否准确是影响出痧的主要因素。另外，一般虚证、寒证出痧较少，实证、热证出痧较多；阴经相比阳经不易出痧；室温过低不易出痧；肥胖者和肌肉丰满者不易出痧。

（9）注意观察患者面色、精神状态，若出现头晕目眩、面色苍白或恶心等现象，应立即停止刮痧，以防晕痧，并按晕痧进行处理准备。

（10）大椎穴刮痧手法宜轻；下肢静脉曲张、下肢水肿患者，刮拭的方向应从下向上刮拭，手法宜轻。

三、刮痧后

（1）擦干油或水渍，喝杯温水，让患者休息片刻。

（2）刮拭部位皮肤出现风疹样反应，伴轻微疼痛、蚁行感，属正常现象，可自行消退。

（3）不宜马上洗浴，一般应在3小时后毛孔闭合后洗浴。

（4）不宜烦躁、动怒或忧思焦虑，应保持情绪平和。

（5）忌食生冷瓜果、油腻及不易消化食品。

（6）如患者自觉胸中郁闷，心里发热等不适，可在患者胸前两侧第三、四肋间隙处再刮一道，患者多可平静。

（7）如规范刮痧数次后病情未见缓解或病情更加不适，应送医院诊治。

第二节　不良反应处理

一、晕痧

有些体质虚弱、低血糖、低血压者，或空腹却隐瞒者，刮痧后出现头晕、恶心、呕吐甚至晕厥，需立即停止操作，卧床休息，按压人中穴，并喝温水、葡萄糖或糖盐水补充能量，如出现面色苍白，口唇惨淡甚至发绀，可立即给予吸氧、建立静脉通道补液，刮拭患者的百会穴（重刮）、人中穴（棱角轻刮）、内关穴（重刮）、足三里穴（重刮）、涌泉穴（重刮），多数可以缓解，如症状不缓解者应立即送急诊。

二、出血

1 > 部分患者出现皮下出血，与出痧反应不同，皮下出血颜色偏青紫，呈片状而不是痧点状，皮肤光整，消退时由青色转为黄色，而后正常，出现这种情况要提防血液系统疾病或者凝血功能障碍，应停止刮痧治疗，嘱咐患者就医做血常规、凝血全套等检查以排除相关疾病。

2 > 若患者局部刮痧后出血不止，患者可能有血液系统疾病，宜用碘伏消毒后云南白药外敷，加压包扎，可酌情给予止血芳、维生素K_1注射，并建立静脉通道给予补液准备，以防出血量大导致低血容量休克。

三、刮痧介质过敏

（1）刮痧介质多数是用于润滑的油剂，如橄榄油等植物油，过敏概率很低，若一旦出现过敏，应立即温水冲洗并擦拭干净。如局部红肿灼热明显，可给予3%硼酸溶液冷湿敷，有中药湿敷条件的可以给予备用的清热解毒凉血的水剂湿敷，每日1~2次。待急性期的皮肤红肿、灼热消退后，局部紧绷可能伴有脱屑时，给予外用弱效糖皮质激素乳膏，如丁酸氢化可的松乳膏，或给予单纯医用保湿剂外涂缓解局部紧绷、干燥等不适。

（2）若过敏严重出现休克者，应立即将患者取仰卧位，并保持呼吸道通畅，给予吸氧，0.1%肾上腺素0.5mg上臂皮下注射，并建立静脉通道，可给予维生素C静脉滴注。根据患者情况，如不缓解可给予地塞米松注射液5~10mg静脉滴注。

四、疼痛加重

如刮痧后局部皮肤疼痛加重，可外用活络油等缓解疼痛；如胃肠痉挛等病情，刮痧后再受凉、洗冷水、喝冷饮会使疼痛加剧，可饮热的生姜汤或者姜糖水来缓解，亦可开中药给予辨证施治。

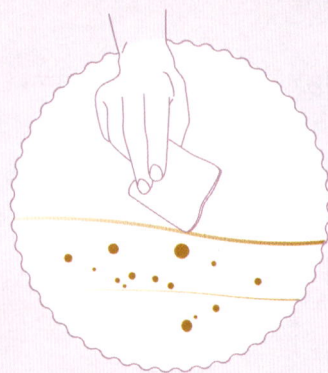

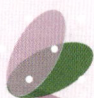

3

临床篇

概述

　　刮痧疗法是祖国医学的重要组成部分，且因其简便易学、经济实惠、安全可靠、治疗范围广等特点在民间长期流传，深受广大群众的青睐。刮痧疗法通过机械作用，刺激皮肤经络、穴位，将皮下乃至深层组织、内脏之邪气呈现于表、通达于外，从而达到去除邪气，疏通经络，行气活血，增强脏腑功能，调动卫气的作用。

　　近年来，刮痧疗法的基础与临床研究不断深入，并取得了丰硕的成果，尤其是在皮肤病的预防和治疗方面。皮肤是人体直接接触外界的主要器官，皮肤红润，毛发浓密是人体健康的标志，根据中医经络理论，皮肤是与经络密切相连的。人体有十二经脉，皮肤也相应分为"十二皮部"，由于人体是一个内外相通、表里相应、彼此协调、相互作用的有机整体，当身体某个部位发生变化时，就会引起相应的全身性反应。把刮痧疗法运用到皮肤以及全身经络穴位进行良性刺激，可以起到御外安内的作用，以达到治病、保健、美容的目的。

　　刮痧治疗皮肤疾病，其中医作用机制主要体现在以下方面。《灵枢·经脉》中曾提及："诸刺络脉者，必刺其结上，甚血者虽无结，急取之，以泻其邪，而出其血。"因此刮痧疗法主要是一种泻出邪气的方法，而且是"泻邪"伴随着"出血"的，我们把这种"出痧"的现象理解为是"泻邪"的手段，并将病邪从皮肤络脉引导排出体外。另外，刮痧可舒筋通络，治疗经络阻隔导致的皮肤疾病，比如结节性红斑、白癜风等；可活血化瘀止痛、以痛止痛，来治疗各类疼痛，如带状疱疹的神经疼痛症状，血管炎引起的不通而痛；可开窍醒神，用于急救、皮肤科荨麻疹等出现的过敏性休克；可调和脾胃及祛湿化浊，多用于脂溢性皮炎、湿疹等湿邪为患的病症，尤其可调节小儿脾胃功能，治疗小儿所患的湿疹、荨麻疹、过敏性紫癜等。刮痧西医作用机制主要体现在以下三个方面。

❶ 为神经调节作用

刮痧是一种能调整机体功能状态的创伤性刺激，其作用途径可能构成了多元化的复杂网络。通过循经刮拭而作用于机体皮肤，激活皮肤局部的特殊组织结构，可能最终激活神经-免疫-内分泌网络，产生网络调控效应，从而发挥对皮肤的调节作用。

❷ 为抗炎作用

刮痧后，局部的血液循环及新陈代谢得到改善，加快了细菌、毒素等的病理产物的排泄。而刮痧后出现的血管扩张渐至毛细血管破裂，血流外溢，皮肤局部形成瘀血斑点现象（出痧），不久就能溃散，起自体溶血反应，继而形成一种新的刺激素，有利于加强局部的新陈代谢，而起到消炎的作用。

❸ 为提高机体免疫力作用

刮痧疗法直接刺激末梢神经，通过调节神经和内分泌系统，可增强细胞的免疫功能。

临床上常见的皮肤疾病如：湿疹、特应性皮炎、荨麻疹、神经性皮炎、皮肤瘙痒症、银屑病、黄褐斑、白癜风等病症都可以运用刮痧疗法进行相应的治疗。

总之，刮痧疗法简便易学、安全有效，作为中医非药物疗法，具有很好的推广使用价值。

第八章 8 刮痧治疗常见皮肤病

第一节 湿疮（湿疹）

一、定义

湿疮，是一种常见的由于禀赋不耐，因内外因素作用而引起的过敏性炎症性皮肤病。其临床特点为皮损形态多样，对称分布，剧烈瘙痒，有渗出倾向，反复发作，易成慢性等。根据湿疮的不同发病部位及皮损特点，古代文献中又称之为"浸淫疮""血风疮""粟疮""旋耳疮""瘑疮""肾囊风""绣球风""脐疮""四弯风""乳头风"等。本病相当于西医的湿疹。

二、病因病机

湿疮病因复杂，可由多种内、外因素引起。常因禀赋不耐，饮食失节，或过食辛辣刺激荤腥动风之物，脾胃受损，失其健运，湿热内生，又兼外受风邪，内外两邪相搏，风、湿、热邪浸淫肌肤所致。其发生与心、肺、肝、脾四经的关系密切。

三、诊断要点

（一）急性湿疹

1 急性发病。

2 常对称分布。好发于面、耳、手、足、前臂、小腿等外露部位，严重时可延及全身。

3 皮损呈多形性，可在红斑基础上出现丘疹、丘疱疹及小水疱，集簇成片状，边缘不清。常因搔抓引起糜烂、渗出。如染毒，可有脓疱、脓液及脓痂，臀核肿大。

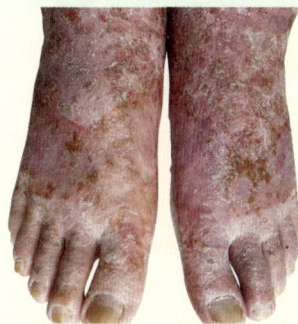

图 8-1-1　急性湿疹

4 自觉剧痒及灼热感。

（二）亚急性湿疹

1 急性湿疮患者经过治疗，红肿及渗出减轻，进入亚急性阶段，或由慢性湿疮加重所致。

2 皮损以小丘疹、鳞屑和结痂为主，仅有少数丘疱疹和糜烂或有轻度浸润。

3 自觉瘙痒。

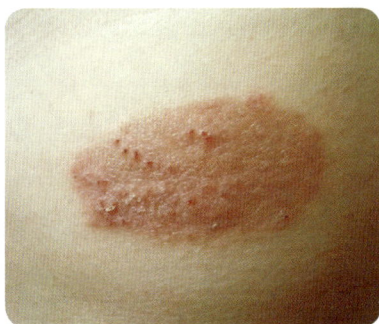

图 8-1-2　亚急性湿疹

（三）慢性湿疹

① 可由急性湿疹反复发作而致或开始即呈慢性。

② 好发于面部、耳后、肘、腘窝、小腿、外阴和肛门等部位，伴剧痒。

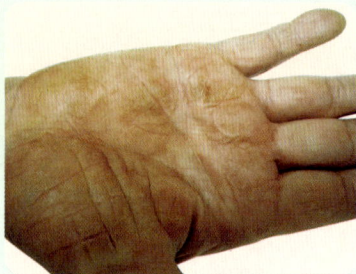

图 8-1-3　慢性湿疹

③ 皮损较局限，肥厚浸润显著，境界清楚，多有色素沉着。

④ 病程慢性，常有急性发作。

四、辨证论治

（一）辨证分型

① 湿热浸淫证

发病迅速，皮损潮红灼热，瘙痒无度，滋水淋漓；伴身热，心烦，口渴，大便干结，小便短赤；舌红，苔薄白或黄腻，脉滑或数。

② 脾虚湿蕴证

发病较缓，皮损潮红，瘙痒，抓后糜烂渗出，可见鳞屑；伴有神疲、腹胀便溏；舌淡，苔白或腻，脉沉滑。

③ 血虚风燥证

病久，皮损色暗或色素沉着，剧痒，或皮损粗糙肥厚；伴口干不欲饮，头晕眼干，肌肤甲错，舌淡苔白少津，脉沉细。

（二）主穴与配穴

主穴：发疹区（无渗出处）、大椎、肺俞、曲池、脾俞、足三里、阴陵泉。

配穴：若湿热浸淫证，配曲池；脾虚湿蕴证，配大都；血虚风燥证，配血海、膈俞、郄门。

（三）刮拭方法

刮痧主经：手太阴肺经、手少阴心经、足太阴脾经。先刮拭局部发疹区，再选如下方法。

> 1 › 先用角刮法刮拭颈部大椎及肺俞，次用点压按揉法刮拭前臂部曲池、神门，最后用直线重刮法，刮拭下肢内侧阴陵泉至三阴交。
>
> 2 › 先用点压按揉法刮拭背部脾俞，再运用角刮法刮拭前臂曲池，最后运用直线重刮法，刮拭下肢内侧阴陵泉至三阴交。
>
> 3 › 先用角刮法刮拭背部膈俞，再运用直线刮法刮拭前臂曲池至郄门穴，继用点压按揉法，刮拭下肢血海、三阴交，最后用点刮法刮拭下肢外侧足三里。

五、按语

湿疮，是一种由多种内外因素引起的具有明显渗出倾向的皮肤炎症性疾病，《素问·至真要大论》云："诸痛痒疮，皆属于心""诸湿肿满，皆属于脾"。故治则以清热利湿，健脾除湿，养血润肤为主。又因肺主皮毛，刮痧时，选经取穴则多考虑手太阴肺经、手少阴心经、足太阴脾经论治。在刮痧运用泻法对于湿热浸淫证、脾虚湿蕴证的湿疹可起到疏风清热除湿的功效；补法或平补平泻法用于血虚风燥型，改善局部血液循环，增加局部营养供应而达到治疗作用。还能够疏松皮损处的肌肉和组织，舒筋通络、软坚散结以治疗慢性湿疮。

六、注意事项

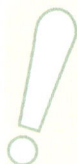

- 急性者忌用热水烫洗和用肥皂等刺激物洗涤。
- 不论急性、慢性，均应避免搔抓，并忌食辛辣、刺激类食物。
- 急性湿疮或慢性湿疮急性发作期，皮肤破损、渗出处应忌刮痧。
- 慢性湿疮肥厚性皮损刮痧治疗后注意局部卫生及消毒，避免皮肤感染。

第二节　四弯风（特应性皮炎）

一、定义

四弯风是指发生于四肢弯曲处的瘙痒性皮肤病。以多形性皮损，反复发作，时轻时重，自觉剧烈瘙痒为特征。中医根据皮损形态不同又有"奶癣""浸淫疮""血风疮"之称。本病相当于西医的特应性皮炎，又称异位性皮炎或先天过敏性湿疹。

二、病因病机

由于先天不足，禀性不耐，脾失健运，湿热内生，复感风湿热邪，蕴聚肌肤而成；或心火炽盛，热灼肌肤，皮肤干燥失养，夹有湿邪，则干燥伴流滋，瘙痒无度；久病多虚，常累及于肾，故在病程中可出现脾肾亏损的证候。

三、诊断要点

① 大多2岁前发病，有湿疹样皮疹，伴有剧烈瘙痒。

② 家族中有遗传过敏史（如哮喘、过敏性鼻炎、遗传过敏性皮炎）。

③ 婴儿和儿童期皮损多见于面部、四肢伸侧，或肘及腘窝，为红斑、丘疹及渗出等多形性损害。

④ 青年和成人的皮损常为肢体伸侧或屈侧的苔藓样的皮损，呈慢性复发性过程。

⑤ 血嗜酸性粒细胞计数升高、血清中总IgE增高可作为辅助诊断。

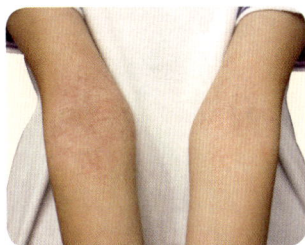

图 8-2-1　肘窝表现

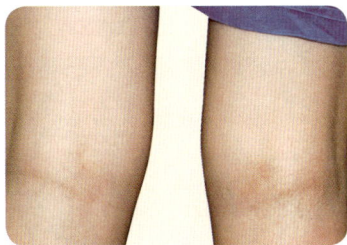

图 8-2-2　腘窝表现

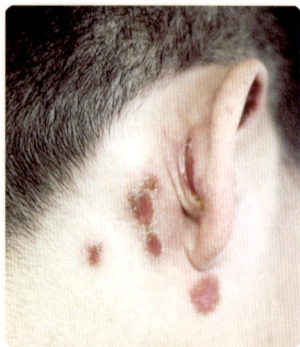

图 8-2-3　耳后表现

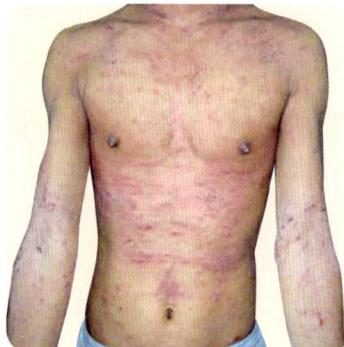

图 8-2-4　躯干典型表现

四、辨证论治

（一）辨证分型

❶ 风湿蕴肤证

皮肤潮红，瘙痒剧烈，抓之有糜烂渗出；伴神倦，便溏；舌淡，苔薄腻，脉滑或滑数。

❷ 血虚风燥证

皮肤干燥肥厚，瘙痒，抓痕易结血痂；便秘或溏；舌质淡，苔白，脉沉细。

（二）主穴与配穴

主穴：发疹区（无渗出处）、项三带、曲池、肺俞、足三里、大椎为主。

配穴：若风湿蕴肤证，配合谷、丰隆；若血虚风燥证，配血海、三阴交、阴陵泉、曲池、膈俞、郄门。

（三）刮拭方法

刮痧主经：手太阴肺经、足太阴脾经、手少阴心经。先刮拭局部发疹区，再选如下方法。

1 > 先用直线刮法刮拭前臂曲池至合谷，再运用直线重刮法，刮拭下肢阴陵泉至三阴交。

2 > 先用角刮法刮拭颈部大椎，继用点压按揉法刮拭背部肺俞及委中、阴陵泉，最后运用直线刮法刮拭前臂曲池至合谷。

3 > 急性期，先用放痧法刮拭颈部大椎，继用角刮法刮拭上臂曲池，最后直线重刮法，刮拭下肢阴陵泉至地机；慢性期，先用角刮法刮拭颈部大椎，继用直线刮法刮拭背部肩胛环[1]及下肢部血海至阴陵泉，手臂部穴位采用拍打法，主要穴位包括曲池、外关、合谷、内关及神门，最后用点压按揉法刮拭中脘、天枢。

五、按语

四弯风多由于先天不足或禀赋不耐，病机多因心火脾湿，故治疗应扶助正气以抗邪，清泻心火、健脾祛湿。刮痧疗法能使五脏六腑气机通畅，运用补法可增强人体的正气，达到驱邪的效果。诸痛痒疮皆属于心，尤其小儿的四弯风多属心火过盛兼有脾虚，刮痧取手少阴心经清泻心火，并利小便，使邪从小便出，为一法。脾胃乃气血生化之源，后天脾胃的滋养是本病恢复的关键，脾生血，脾虚则血虚，血虚则肌肤失养，病情更加缠绵难愈。通过刮痧治疗，刮拭脾胃两经，调节脾胃功能至关重要，脾俞、胃俞等出痧多的部位及病变部位点刺放血拔罐可疏通脏腑之气、激发经络调节功能，增强皮肤对外邪的抵抗

---

(1) 肩胛环：肩胛环分为纵五带和横八带。纵五带：第1带为后正中线督脉的大椎穴至筋缩穴；第2、3带为双侧华佗夹脊穴；第4、5带为膀胱经第一侧线。横八带为第1胸椎至第9椎椎肋间隙。操作时沿肋间隙生理弧度弧线刮拭。

能力，为又一法也。但临床中，顽固的四弯风患儿或患者，还需内服中药联合治疗为宜。

六、注意事项

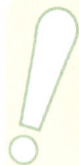

- 禁食鱼虾海鲜等腥发食物，尽量避免搔抓和摩擦，不宜穿化纤衣物和羊毛衣裤。

- 局部清洁时，不可烫洗或常用肥皂洗浴，有结痂时，宜先用香油湿润，然后轻轻去痂。

- 此证小儿多数伴挑食、消瘦，刮痧治疗的手法宜适中，循经取穴要加以酌量，骨性标志过于突显之处，应更换手法或避免刮拭。

第三节 瘾疹（荨麻疹）

一、定义

瘾疹是因皮肤上出现红色或白色风团，时隐时现，故名。本病以瘙痒性风团，突然发生，迅速消退，不留任何痕迹为特征。常分为急性、慢性两类。急性者，骤发速愈，发病日久或治疗适当可转为慢性；慢性者，反复发作达数月或更久。古代文献称之为瘾疹，相当于西医的荨麻疹。

二、病因病机

本病可因卫气不固，易感风邪，夹杂湿热、寒湿侵犯肌表而发；或浴后受风、汗出当风而患；或冒雨涉水、久居湿地，兼感风邪而发；或因饮食不慎，过食鱼腥海味、辛辣刺激等食物，或食积化热伤及脾胃而腥发动风为患；或因七情内伤、情志不遂，郁久而影响体内气机升降、气血运行及脏腑的功能，复外受邪气侵袭而得；或因气血虚弱，大病、产后、术后等体虚，易感外邪，外风引动内风而致；或因药物、疫苗、生物制品、慢性感染病灶、肠道寄生虫等多种因素所诱发；部分因禀赋不耐，素体对花生、核桃、杏仁等坚果，芒果、桃子等水果不能耐受，因进食上述坚果或水果引发本病或某些呼吸窘迫等过敏症状发生。

三、诊断要点

1 风团或划痕骤起骤消，消退不留痕迹。

2 多发无定时、发无定处，但却因人而异，伴有明显瘙痒或刺痒。

3 皮疹可先发而后痒，亦可先痒后发。

4 部分可伴有腹痛腹泻，或气促胸闷、呼吸困难，甚则因喉头水肿导致窒息。

5 人工荨麻疹者，皮肤划痕试验阳性。

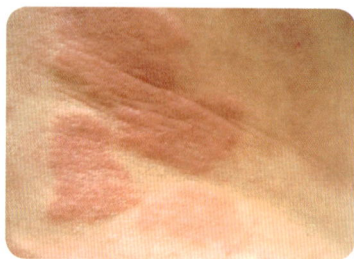

图 8-3-1 荨麻疹红斑、风团

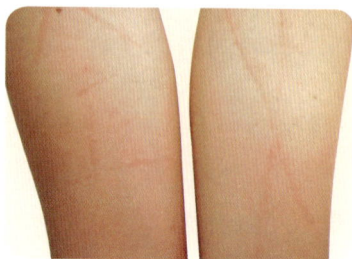

图 8-3-2 人工荨麻疹

四、辨证论治

（一）辨证分型

❶ 风热袭表证

皮疹鲜红，灼热瘙痒，遇热加重，得冷则减；伴有体热及口干、口渴，咽喉肿痛，遇热则皮疹加重；苔薄白或薄黄，脉浮数。

❷ 风寒束表证

皮疹色白或淡红，遇风遇冷加重，得暖则减，口不渴；舌淡，苔白，脉浮紧。

❸ 气血不足证

反复发作，迁延日久，皮疹色淡午后或夜间加剧；伴头昏目涩、神疲乏力，面色无华；舌淡或淡红，苔薄白或少苔，脉沉细弱。

❹ 肠胃湿热证

发疹前或发疹时，胃脘及腹部可胀满疼痛，皮疹多灼热、数量较多，伴口干、口渴，口气重，大便干结或黏滞；舌红，苔黄厚腻，脉滑数。

❺ 冲任不调证

常在月经前数天起皮疹，往往随月经结束而消失，但在下次来潮前，再次发生，可伴月经不调或痛经；舌质正常或色淡，脉弦细或弦滑。

（二）主穴与配穴

主穴：大椎、膈俞、足三里、曲池、合谷、血海。

配穴：若风热袭表证，配肺俞、鱼际；气血不足证，配脾俞、三阴交；肠胃湿热证，配肺俞、曲池、合谷；冲任不调证，配肾俞、肝俞。

（三）刮拭方法

刮痧主经：手太阴肺经、足太阴脾经、足阳明胃经、足少阴肾经。

1 > 先用角刮法刮拭颈部的风府及大椎；手臂部及腿部采用直线刮法刮拭曲池至合谷，血海至足三里；再运用点压揉按法刮拭膈俞及中脘。

2 > 先用角刮法刮拭大椎，继用弧形刮法刮拭肩部肩胛环，手臂部的曲池至合谷，最后腿部穴位血海、足三里、三阴交、太冲采用角刮法。

五、按语

瘾疹病因如《诸病源候论》指出："邪气客于皮肤，复逢风寒相折，则起风瘙瘾疹。""夫人阳气外虚则多汗，汗出当风，风气搏于肌肉与热气并则生瘩。"因此，此病多因禀赋不耐、外邪入侵、饮食不节、情志内伤、气血虚弱而发病，总体病机为本虚标实。刮痧在荨麻疹急性期刮痧能让皮络之气血迅速、充分的调动与汇聚在皮下腠理之上，聚正气以攻之，给邪出路，达到驱邪外出的作用。慢性反复发作期，根据辨证分型结合经络辨证，选择主经主穴，加以配穴刮痧治疗，皆可取得一定疗效。尤其是风热袭表及风寒束表证，刮痧疗法驱邪外出，常可取得出其不意的疗效。

六、注意事项

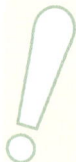

- 积极寻找和去除病因及可能的诱因。

- 饮食适度，忌食辛辣发物，避免摄入可疑致敏食物、药物等。

- 注意气候变化，冷暖适宜，加强体育锻炼，增强体质，保持良好心态。

- 刮痧治疗表邪所致荨麻疹，要中病即止，或注意及时调整所选经穴及刮痧手法，避免泻法久治对病情无益而反损其身。

第四节　摄领疮（神经性皮炎）

一、定义

摄领疮（牛皮癣）是一种患部皮肤状如牛颈之皮，肥厚而且坚硬的慢性瘙痒性皮肤病。在中医古代文献中，因其好发于颈项部，称之为"摄领疮"；因其缠绵顽固，亦称为"顽癣"。本病相当于西医的神经性皮炎。

二、病因病机

本病多因情志郁闷，郁而生烦，衣领拂着则不禁搔抓而患；或风湿热邪阻滞肌肤，以致营血失和，经气失疏，日久血虚风燥，肌肤失养，以致本病发生；另外，嗜食辛辣、醇酒、鱼腥发物等皆可诱发或使病情加重。

三、诊断要点

1 好发于项部、骶尾部、肘膝关节，四肢远端伸侧、眼睑及外阴部位，易被抓到及揉搓的部位。可局部发作，亦可泛发。

2 多因局部皮肤先有痒感，搔抓后出现散在小丘疹，局部皮肤的皮脊增高、皮沟加深、皮纹增宽，丘疹逐渐融合发展为苔藓样变，愈抓愈重。

3 瘙痒及病情轻重与压力、劳累、失眠及情绪密切相关。

4 糖皮质激素类软膏多有效，但停用后易复发，病情常呈慢性反复发作。

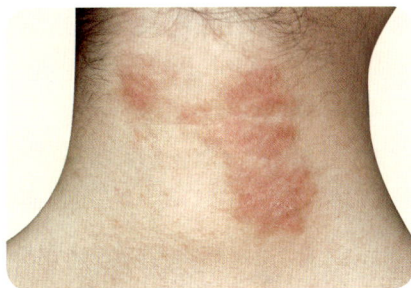

图 8-4　颈后皮肤典型表现

四、辨证论治

（一）辨证分型

❶ 肝郁化火证

皮疹色红，抓痕明显，部分破溃；伴心烦易怒或精神抑郁、失眠多梦、眩晕、口苦咽干；舌边尖红，舌苔薄白或薄黄，脉弦或弦数。

❷ 血虚风燥证

多见于老年人及体质虚弱患者，皮损色淡或灰白，肥厚粗糙似牛皮，抓如枯木；常伴有心悸失眠、气短乏力等；舌质淡苔薄白或少，脉沉细。

（二）主穴与配穴

主穴：风池、大椎、足三里、血海、曲池。

配穴：若肝郁化火证，加三阴交、内关、阴陵泉；血虚风燥证，加肺俞、血海、委中。

（三）刮拭方法

刮痧主经：手太阴肺经、足厥阴肝经。

1 ⟩ 先用扯痧法，受术部位主要包括颈部风池、风府、大椎；继用角刮法刮拭天柱，按揉法刮拭曲池、内关；最后采用直线重刮法，刮拭血海至犊鼻。

2 ⟩ 先用直线法刮拭颈部的风池至大椎，继用角刮法刮拭膈俞、肺俞，最后运用点按法刮拭血海、足三里、委中。

3 ⟩ 先用疏刮法刮风池，继用点压按揉法刮拭肩髃，最后用角刮法刮拭手臂部曲池、外关、合谷，腿部血海、阴陵泉、委中、足三里、三阴交。

五、按语

摄领疮（牛皮癣）临床常见。《诸病源候论·摄领疮论》说："摄领疮，如癣之类，生于颈上痒痛，衣领附着即剧，云是衣领揩所作，故名摄领疮也。"《外科正宗》中描述："牛皮癣如牛颈之皮，顽硬且坚，抓之如朽木。"很形象地描述了本病的特点及临床表现。本病多因情志紧张，思虑过度，情绪抑郁，郁久化火而生烦，导致搔抓皮肤而得；或过食辛辣、醇酒、海鲜厚味，内伤脾胃，致脾胃运化失调，内生湿热与风邪相搏；蕴结肌肤，阻遏脉络，肌肤失养所致。刮痧按照经络辨证结合脏腑辨证，可起到行气活血、舒筋活络、祛风除湿散热以及安神定志等功效，从而治疗本病。

六、注意事项

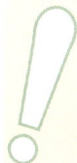

- 忌搔抓、剧烈摩擦及热水烫洗，瘙痒时用按、点压、抚摸以及外用药物等方式替代搔抓的动作。
- 避免饮酒、喝浓茶及进食辛辣刺激性食物。
- 调节情志，保持心情舒畅，生活规律，劳逸结合。
- 刮痧时调节脏腑、气血、经络功能的同时，不忘安神定志以改善睡眠。

第五节 风瘙痒（皮肤瘙痒症）

一、定义

风瘙痒是一种无原发性皮肤损害，仅以皮肤瘙痒为临床表现的皮肤病。临床上老年人多见，部位以后背为主，甚至泛发全身，部分瘙痒剧烈，搔抓至皮肤出血方止，故皮肤可见继发的抓痕、血痂、苔藓化。中医学又称之为"痒风""血风疮"等。本病相当于西医的皮肤瘙痒症或老年瘙痒症。

二、病因病机

本病病因素体血热，外感风邪侵袭，风热搏结于肌肤导致瘙痒；或年老气血不充，肌肤失养，而化燥生风而痒；或情志失调，气郁化火，灼伤津液而导致皮肤干燥而痒；或皮毛、羽绒等衣物接触、摩擦等原因均可导致本病的发生；另外，小部分儿童因用药后代谢不良、素体有实火或食积化火等因素亦可导致皮肤瘙痒。

三、诊断要点

❶ 老年人群多见。

❷ 无原发性皮肤损害，可因搔抓继发抓痕、血痂、色素沉着及皮肤苔藓样变。

❸ 全身性或局限性阵发性剧烈瘙痒，夜间尤甚。

❹ 慢性病程，与季节气候变化、精神紧张、饮食刺激、衣物摩擦等关系密切。

❺ 长期顽固性瘙痒患者，应作进一步全身检查，注意排除肿瘤、糖尿病、慢性肾功能不全及免疫系统等疾病。

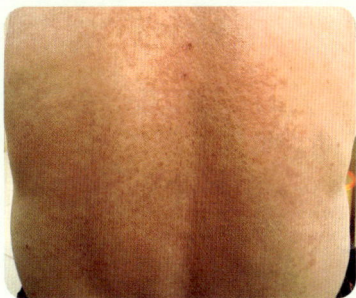

图 8-5　皮肤瘙痒症搔抓后皮肤苔藓化

四、辨证论治

（一）辨证分型

❶ 风热血热证

青年患者多见，症见皮肤剧烈瘙痒，遇热痒剧，得冷则安，抓破溢血，随破即收；伴心烦口渴，小便黄，大便干结；舌质淡红，苔薄黄，脉浮数。

❷ 气郁化火证

瘙痒不止，以胸背为著；伴口干口苦，胸胁闷胀，小便黄赤，大便秘结或头硬后稀软；舌尖边红，苔薄黄，脉弦数。

❸ 血虚肝旺证

以老年人多见，病程较久，皮肤干燥，抓破后血痕累累；伴头晕眼花，失眠多梦；舌红，苔薄，脉细数或弦数。

（二）主穴与配穴

主穴：大椎、脾俞、血海、委中、足三里、三阴交。

配穴：若风热血热证，加大椎、风池、项三带；气郁化火证，加三阴交、阴陵泉；血虚肝旺证，加肝俞、太冲、太溪、血海、三阴交。

（三）刮拭方法

刮痧主经：手太阴肺经、手少阴心经、足太阴脾经、足厥阴肝经。

> 1 > 先用角刮法刮拭大椎、风池，继用拍痧法，受术穴位主要包括肝俞、脾俞、肾俞，再运用角刮法刮拭期门、神门，最后用直线重刮法，刮拭血海经犊鼻至足三里。
>
> 2 > 先用角刮法刮拭背部大椎及手臂部曲池、外关、合谷、内关、神门，再运用点压按揉法刮拭肩髃，最后用直线重刮法，刮拭腿部委中至承山，足背部太冲至太溪。

五、按语

《黄帝内经》云："诸痛痒疮，皆属于心。"治疗瘙痒时在辨证施治时，注意配伍手少阴心经穴位，如少海、神门、阴郄、通里等。风热血热，多刮痧给邪以出路，可考虑手太阴肺经辨证取穴治疗；血虚肝旺证多见于老年人，女子七七，任脉虚，太冲脉衰少，天癸竭；男子七八，肝气衰，筋不能动，天癸竭，精少，肾藏衰。故老年人多肝肾不足，精血亏虚，虚火上炎，水不涵木，可足厥阴肝经、足少阴肾经配伍选穴治疗；另外，刮痧不仅能疏通经络，还可濡润经脉。

六、注意事项

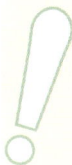

- 积极查找及去除病因，忌食辛辣刺激性食物，如饮酒、喝浓茶、咖啡等。
- 避免各种外界刺激，如搔抓、热水烫洗。
- 生活规律，加强营养，保证充足睡眠。

第六节　白疕（银屑病）

一、定义

白疕是一种以红斑、丘疹、鳞屑为主要表现的慢性复发性炎症性皮肤病。其临床特点是在红斑基础上覆以银白色鳞屑，刮去鳞屑有薄膜现象及点状出血。不同年龄阶段皆可患病。古代文献记载有"松皮癣""干癣""蛇虱""白壳疮"等病名。本病相当于西医的银屑病。

二、病因病机

本病初期多为风寒或风热之邪侵袭肌肤，以致营卫失和、风邪郁闭，风寒化热或风热搏结于肌肤；或因情志内伤，郁久化火，心火亢盛，热毒伏于营血，伺机而发；抑或因饮食失节，过食腥发动风之品，脾胃失和，气机不畅，郁久化热，复受风热毒邪而发病；亦可兼湿热蕴积，外不能宣泄，内不能利导，阻于肌表而发；或病久气血耗伤，血虚风燥，肌肤失养；或禀赋不足，肝肾亏虚，冲任失调，营血亏损，而致本病。

三、诊断要点

1 有家族遗传史。

2 部分患者患病前有上呼吸道感染、扁桃体炎病史，可发作为点滴型银屑病，青少年及小儿多见。

3 红斑或丘疹上覆有厚层银白色鳞屑，奥氏征阳性，为寻常型银屑病的特点。

4 寻常型银屑病的皮疹，兼有密集米粒大小的脓疱，脓液培养无细菌生长，或伴有发热等全身症状，为脓疱型银屑病特点。

5 有银屑病史或有银屑病典型皮疹，伴有关节炎症状，远端小关节症状明显，但类风湿因子呈阴性者，为关节病型银屑病。

6 因失治误治后，全身皮肤弥漫性潮红、浸润肿胀，伴有大量脱屑，可见片状正常皮肤（皮岛），伴浅表淋巴结肿大，血白细胞计数增高，发热等全身症状明显者，可诊断为红皮病型银屑病。

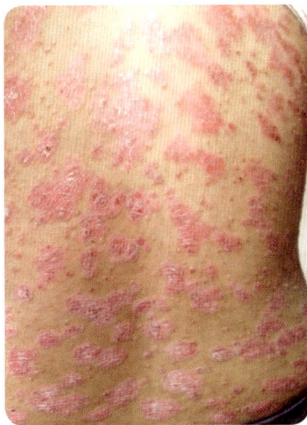

图 8-6-1 寻常型银屑病皮损表现　图 8-6-2 银屑病拔火罐治疗

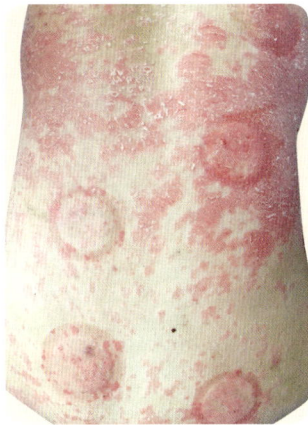

四、辨证论治

（一）辨证分型

❶ 血热风盛证

常见于进行期。皮损逐渐增多，范围不断扩大，其色焮红，甚或红斑相互融合成片，鳞屑增多，局部瘙痒；伴有畏热，咽干，尿黄、便干；舌红，苔薄白或薄黄，脉数。

❷ 湿热蕴结证

可见于部分寻常型银屑病及脓疱型银屑病。红斑、鳞屑及脓疱多发于腋窝、腹股沟等身体的屈侧部位，脓疱可自行干涸或融合成片并形成脓湖，干涸后脱屑，基底重新新发脓疱，此消彼长，自觉瘙痒；伴有口干口渴，发热恶寒，四肢困重；舌红，苔黄腻，脉滑数。

❸ 火毒炽盛证

常见于红皮病或脓疱型银屑病。红斑弥漫性分布，呈暗红或暗紫色，皮肤灼热，红斑基础上可见密集分布的小脓疱；伴有壮热口渴，小便短赤，大便秘结；舌质红，苔少或微黄，脉弦滑数或洪大。

④ 风寒湿痹证

常见于关节病型银屑病。皮损数量不一，鳞屑肥厚，冬季加重或复发；伴有恶寒肢冷，关节酸楚疼痛，部分关节肿大变形，碰触即痛剧；舌质淡胖或淡暗，苔薄白或白腻，脉沉细或沉紧。

⑤ 血虚风燥证

多见于静止期。病程较长，病情相对稳定，无新发皮疹，皮肤干燥，鳞屑较多，或有皲裂、疼痛、瘙痒；可伴有头晕眼花、肌肤甲错等症状；舌质淡，舌苔薄白，脉细。

⑥ 血瘀证

常见于关节病型银屑病。其皮疹暗红，或有色素沉着，鳞屑较多，或呈蛎壳状，或伴有关节疼痛及屈伸不利；舌质暗红，脉沉涩。

（二）刮痧选穴

主穴：风府、大椎、肺俞、肝俞、脾俞、肾俞。

配穴：足三里、曲池、三阴交。

（三）刮拭方法

刮痧主经：手太阴肺经、手阳明大肠经、足厥阴肝经、足少阴肾经、足太阳膀胱经。一般可先刮足太阳膀胱经及便于刮痧操作的局部皮疹区（进展期除外），再选择如下方法。

> 先采用直线轻刮法分段刮拭，背腰部的风府至长强穴，角刮法或扯痧法为主，力量适中。若上肢病损多者，予以配穴曲池、合谷；躯干部、臀部、阴部有病损者，予以配穴三阴交；下肢病损多者，予以配穴足三里、阳陵泉，上述穴位均可采用角刮法。

2 › 先采用直线刮法刮拭脊柱两侧，第一线从天柱穴向下刮至风门穴，第二线从风池刮至肩井、巨骨穴，经过肩中穴、肩外俞、秉风等穴位，可在风池穴、肩井穴用点压法重点刮拭。继用直线刮法刮拭上肢部曲池至合谷，最后以点压法或按揉法刮拭血海、三阴交。

3 › 先轻刮颈部天突，或用扯痧法，继用直线刮法刮拭背部大椎、风门、肺俞及上肢部曲池、合谷。

4 › 先采用直线轻刮法刮拭哑门穴至大椎穴，继用直线刮法刮拭天柱穴至风门穴，再采用直线刮法刮拭风池至肩井、巨骨穴，其中大椎穴可用点压按揉法刮拭，风池穴、肩井穴用点压按揉法重点刮拭。最后用角刮法刮拭天突穴，点揉法刮拭上肢部曲池、合谷、鱼际、少商、列缺，以及下肢的照海、足三里、内庭、太溪。

伴有咽喉肿痛者，先用角刮法刮天突穴；继而边刮尺泽、合谷；再用放痧法于商阳、少商；最后用角刮法刮内庭穴。

五、按语

白疕，是一种顽固且易复发的疾病，其病因至今不明，往往需要长期治疗。善治者、治皮毛，与皮毛相表里的肺经可作为刮痧治疗操作的主经。肺外合皮毛，主治节，朝百脉，居五脏六腑之最高位。在经络联系上，手阳明大肠经络于肺，足少阴肾经从肾上贯肝膈入肺，足厥阴肝经从肝别贯膈上注肺。刮痧治疗可从上述几个经入手。刮拭经脉及其穴位，可以通其经络，调其气血、平衡阴阳，调和脏腑。

例如风寒湿痹证刮拭肝俞、肾俞能补益肝肾，滋生精血；关元为任脉经穴，气穴为足少阴和冲脉之会，配三阴交能补养冲任，益气养血，共奏调营通络祛瘀之作用。血瘀证刮拭太冲，太冲为肝经原穴，可疏肝行气；血海、地机为脾经腧穴，能调畅气血。经络辨证指导刮痧治疗白疕是一种有效的方法，尤其临床与刺络放血拔罐联合，收效迅捷。当患者皮损面积广泛者，刮痧、拍痧、放痧疗法等配合使用，以加强治疗效果。

六、注意事项

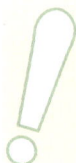

- 加强身体锻炼，适当出汗。
- 保持心情愉快，避免精神紧张。
- 劳逸结合，起居有常，避免外感。
- 调理饮食，忌食辛辣刺激腥发食物以及咖啡、浓茶、烟、酒等。
- 刮拭肘弯、膝弯时，轻轻自上而下，以皮肤出现紫色或红色斑纹为度。
- 本病进展期易发生同形反应，因此尽量避免在发疹区刮痧。

第七节 粉刺（痤疮）

一、定义

> 粉刺是一种颜面、胸背等处毛囊、皮脂腺的慢性炎症性皮肤病。其特征为散在颜面、胸、背等处的针头或米粒大小皮疹，如刺，可挤出白色粉渣样物，故称粉刺。古代文献又称之为"皶""痤""面疱""皶疱""肺风粉刺""酒刺"等，俗称"暗疮""青春痘"，本病相当于西医的痤疮。

二、病因病机

本病多因素体阳热偏盛，肺经蕴热，复感风邪，熏蒸面部而发；或过食辛辣肥甘厚味，助湿化热，湿热蕴结，上蒸颜面而致；或因脾气不足，运化失常，湿浊内停，郁久化热，热灼津液，炼液成痰，湿热浊痰瘀滞肌肤而发。

三、诊断要点

1 常见于青年男女。

2 多发于颜面、上胸、背部等皮脂腺丰富的部位。

❸ 初起多为细小皮色丘疹，上有白头或黑头，接着出现脓疱，严重可有结节、囊肿。反复发作或挑刺后，留下凹凸不平的疤痕及色素沉着。

❹ 一般无明显全身症状，可有轻微瘙痒或疼痛。

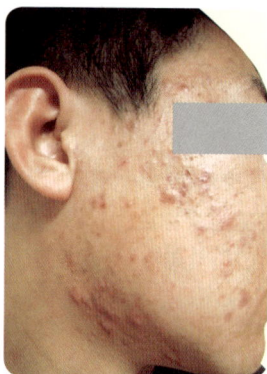

图 8-7-1 寻常痤疮

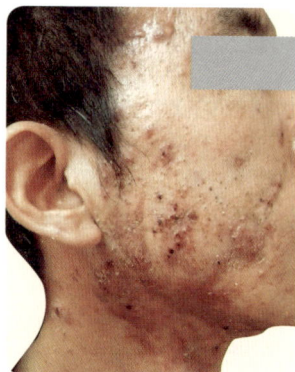

图 8-7-2 囊肿型痤疮

四、辨证论治

（一）辨证分型

❶ 肺胃热盛证

好发于颜面、胸背部，以红色丘疹为主，个别有脓头，痒痛相兼，伴有大便干结。舌红，苔薄白或薄黄，脉滑或滑数。

❷ 湿邪蕴结证

平素面部油腻，好发于颜面部，以额头、鼻及两侧为重，皮损以红色丘疹、粉刺为主，痒痛相兼。舌淡胖或边有齿痕，苔薄白或白腻，脉滑。

❸ 冲任失调证

皮损集中在颜面部，以暗红色的丘疹、结节为主，时有疼痛，女性患者皮损常经前加重，伴有月经不调，色暗或有血块。舌淡或淡暗，苔薄白，脉滑或细。

❹ 热毒壅盛证

发病较急，症状较重，面部油腻，皮损以结节、囊肿、脓肿、黑头粉刺为主。部分患者伴有头部穿凿性毛囊炎、腋下化脓性汗腺炎。舌红，苔薄黄或黄腻，脉滑或数。

（二）刮痧选穴

主穴：肺俞、膈俞、脾俞、心俞、胃俞、足三里、合谷、血海、丰隆、三阴交。

配穴：肺胃热盛证，予尺泽、委中；湿邪蕴结证，予风池、曲池；冲任失调证，予膻中、关元、气海；热毒壅盛证，予中脘、太溪、太冲。

（三）刮拭方法

刮痧主经：手太阴肺经、足太阴脾经、足太阳膀胱经、督脉。

1 ＞ 先采用直线刮法分段刮拭足太阳膀胱经，自风府至腰阳关，继用角刮法刮拭上肢部曲池，再采用边刮法刮拭下肢部足三里至丰隆、犊鼻至三阴交，最后点按风池、风府、承山、内庭。

2 ＞ 先采用拍打法或扯痧法刮拭背部肺俞至肾俞，继而采用直线刮法分段刮拭曲池，经偏历至合谷，最后点刮血海、足三里和丰隆。

3 ＞ 先采用直线轻刮法刮拭背部大椎至长强，继直线重刮法刮拭背部肺俞至肾俞，再采用边刮直线刮法刮拭腹部上脘经下脘，避开肚脐向下经气海穴至中极穴，最后采用直线轻刮法刮拭上肢部曲池、外关、合谷及直线重刮下肢部血海、三阴交、足三里、丰隆，太冲穴可采用角刮法。

上述证型均可配合轻柔平推法刮拭颜面部。

五、按语

中医学早在《黄帝内经》中就有关于痤疮的记载，《素问》云："劳汗当风，寒薄为皶，郁乃痤"；唐代王冰《黄帝内经·素问》中云："皶刺长于皮中，形如米，或如针，久者上黑，长一分，余色白黄而瘦，于玄府中，俗曰粉刺。"粉刺是一种临床常见多发病，好发于颜面部位，有损面部美容。刮拭肺俞宣肺清热；膈俞为血会之海，清热凉血；曲池、合谷清头面之血热；足三里和胃化湿，疏导阳明经蕴热；三阴交凉血活血；配合面部刮拭对面部经络、穴位进行良性刺激，共同促进皮肤的新陈代谢，起到排毒养颜、活血除疮、保健美肤的功效。

六、注意事项

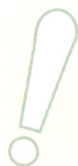

- 饮食清淡，忌食发物，保持大便通畅。
- 避免长期服用碘化物、溴化物及皮质激素类食物。
- 保持规律的生活作息，避免情志刺激。
- 刮痧时，手法操作力量的轻重、速度的快慢、时间的长短、刮拭方向的技巧决定了面部刮痧的补泻效果。

第八节　酒渣鼻（玫瑰痤疮）

一、定义

酒渣鼻是一种发生在颜面中部，以红斑和毛细血管扩张及丘疹、脓疱为主要表现的慢性皮肤病，因鼻色紫红如酒渣故名。古代文献又称之为"酒糟鼻""酒齄鼻""齄鼻""赤鼻""酒齇""鼻准红赤"等，俗称"红鼻子"。中年人相对较多，近年女性患病数量增多。本病西医亦称之为酒渣鼻，相当于玫瑰痤疮。

二、病因病机

本病多因肺胃积热上蒸，复感风寒外袭，内有郁热、外有寒邪，外不得宣、内不得泻，郁闭之热毒结于肺之窍而发；或嗜酒之人，酒气熏蒸，郁而化火，上熏于面所致；或病久邪热稽留，气血运行受阻，致气滞血瘀，郁结肌肤而成。

三、诊断要点

❶ 多发于成年人及中年人，女性多于男性，但男性患者病情多较重。

❷ 皮损好发于颜面的中央部，如鼻尖、鼻翼、前额、眉间、双颊及下颌，对称分布，常伴皮脂溢出症。

3 局部以毛细血管扩张、皮脂腺及结缔组织增生为主，有红斑、丘疹、脓疱等临床表现。

4 病程缓慢，可分为红斑期、丘疹期、鼻赘期。

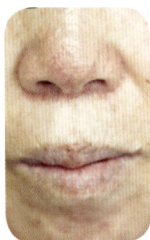

图 8-8-1　酒渣鼻红斑期

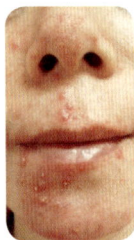

图 8-8-2　酒渣鼻口周型，丘疹脓疱期

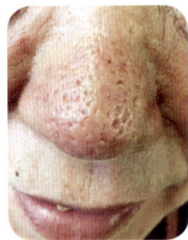

图 8-8-3　酒渣鼻鼻赘期

四、辨证论治

（一）辨证分型

❶ 肺热血热证

鼻部、双颊、前额广泛红斑，或在红斑的基础上丘疹，脓疱。可伴有口干、口苦，尿黄便干，舌红苔黄，脉数。

❷ 气滞血瘀证

皮损肥厚，毛囊口扩大或见囊肿、丘疹、脓疱、皮损处呈紫红色或暗红色。可伴胸胁胀满、月经色暗血块，舌暗红，苔薄黄，舌下静脉怒张，脉滑数。

❸ 肺胃蕴热证

面颊部阵发性潮红，可因情绪、温度及日晒等加重，逐渐出现持续性红斑或毛细血管扩张，部分患者可出现不同程度水肿；可伴口干口渴，口气重，大便黏滞或不爽。舌红，苔薄或薄黄，脉滑。

④ 热毒蕴肤证

皮损呈丘疹、脓疱，或红斑、丘疹、脓疱并见，可伴口燥咽干，小便短赤，大便干结。舌红，苔黄或燥，脉滑数。

⑤ 痰瘀互结证

皮损多见于鼻部或口周，在红斑或毛细血管扩张的基础上，随着皮脂腺的增大，可逐步出现纤维化，表现为皮损浸润肥厚，暗红或紫红色，逐渐形成鼻赘。舌质暗红，苔腻，脉弦滑。

（二）刮痧选穴

主穴：印堂、迎香、承浆、丝竹空、颧髎、肺俞、脾俞、心俞、胃俞、曲池、列缺、合谷、血海、足三里、丰隆、三阴交。

配穴：肺热血热证，予养老、曲池、外关、支沟；气滞血瘀证，予大椎、行间、内庭；肺胃蕴热证，予上巨虚、阿是穴；热毒蕴肤证，予大椎、曲池、内庭穴；痰瘀互结证予支沟、内庭穴。

（三）刮拭方法

刮痧主经：任脉、足少阳胆经、手少阴心经、足少阴脾经。

1 > 先用边刮法刮面部印堂穴，继直线刮法刮拭背部，由大椎经肺俞至胃俞穴，再角刮腿部血海穴，最后采用点压按揉法刮拭内庭及行间。

2 > 先用角刮法刮拭风府及身柱，再用弧线刮法刮拭风池经肩井至肩髃，最后直线刮法分段刮拭上肢部曲池至合谷，以及下肢部血海至三阴交。

五、按语

本病病名首见于《魏书·王慧龙传》，古称鼻赤。《诸病源候论·酒齇鼻候》曰："此为饮酒，热势冲面，而遇风冷之气相搏所生，故令鼻面生齇，赤疱匝匝然也。"《素问·刺热论》曰："脾热病者，鼻先赤。"《外科大成》曰："酒齇鼻者，先由肺经血热内蒸，次遇风寒外束，血瘀凝结而成。"古籍记载由多本病肺热、脾火所生，临床中可见热毒炽盛，病情严重；病程日久，发展至鼻赘期，可见气滞血瘀证、痰瘀互结证。刮痧治疗优势在于给邪出路，对于本病，其清热解毒、活血化瘀、软坚散结等功用恰合病机。刮拭肺俞、胃俞清泻肺胃之热邪，曲池清热利湿，调和营血；刮拭上巨虚调肠胃、清湿热，内庭清胃泻热；阿是穴疏通局部经气；血海活血化瘀；支沟散瘀结，通肠腑。

六、注意事项

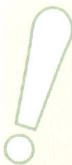

- 本病初起，应尽早治疗，防止病情发展加重。
- 适当运动，安心静养为宜，避免暴晒及冷热刺激。
- 调节情志、保持心情舒畅。
- 戒烟酒，少食辛辣、油腻食物，多吃瓜果蔬菜，保持大便通畅。
- 洗脸温凉水为宜，避免应用碱性皂类，保持清洁但避免过度洁肤。
- 刮痧于皮损局部手法宜轻柔，避免破溃后处理不当而增生或原有增生加重。

第九节　面游风（脂溢性皮炎）

一、定义

　　面游风是一种因皮脂分泌过多而引起皮肤上出现红斑、上覆鳞屑的慢性炎症性皮肤病。因其多发于面部，表现为皮肤瘙痒、脱屑，故称之为面游风。古代文献又称之为"白屑风""纽扣风""眉风癣"等。本病相当于西医的脂溢性皮炎。

二、病因病机

　　本病多因风热之邪外袭，郁久耗伤阴血，阴伤血燥，或平素血燥之体，复感风热之邪，血虚生风，风热燥邪蕴阻肌肤，肌肤失于濡养而致；或由于恣食肥甘油腻、辛辣之品，以致脾胃运化失常，化湿生热，湿热蕴阻肌肤而成。

三、诊断要点

❶ 多见于成人，男性多于女性，婴幼儿少见。

❷ 好发于头皮、颜面、躯干等皮脂腺分布较丰富的部位。其中颜面部好发于眉间眉弓、鼻唇沟、胡须部；躯干部好发于前胸、上背部、腋窝、脐窝、腹股沟等位置。

3 皮损形态大小不一，初起为毛囊周围红色小丘疹，继而融合大小不等的暗红或黄红色斑片，覆以油腻性鳞屑或痂皮。

4 头皮等处损害严重时可伴有毛发脱落，面部可与痤疮并发，皱褶处皮损常出现类似湿疹样改变。

5 患者自觉不同程度瘙痒。

6 病程慢性，反复发作，时轻时重。

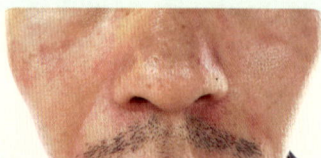
图 8-9-1 脂溢性皮炎面部表现

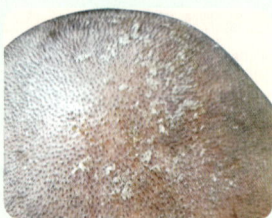
图 8-9-2 脂溢性皮炎头皮表现

四、辨证论治

（一）辨证分型

1 肺胃热盛证

急性发病，皮损色红，并有渗出、糜烂、结痂，痒剧，伴有心烦口渴，大便秘结，舌质红，苔黄，脉滑数。

2 脾虚湿困证

发病较缓，皮损淡红或黄，有灰白色鳞屑，伴有便溏，舌质淡红，苔白腻，脉沉滑。

❸ 血虚风燥证

皮肤干燥，有糠秕状鳞屑，瘙痒，头发干燥无光，常伴有脱发，舌质红，苔薄白，脉细或细数。

（二）刮痧选穴

主穴：脾俞、胃俞、肾俞、尺泽、合谷、阴陵泉、三阴交；

配穴：肺胃热盛证予大椎、肺俞、曲池；脾虚湿困证予廉泉、太冲、太溪。

（三）刮拭方法

刮痧主经：手少阳三焦经、足太阳膀胱经、手太阴肺经、足太阴脾经。

1 先采用直线刮法、扯痧法刮拭背腰部脾俞至肾俞，继用直线刮法刮拭上肢部曲池至合谷，以及下肢部阴陵泉至三阴交。

2 若肺胃热盛证，予直线刮拭背部大椎，弧线刮拭肺俞，点压按揉上肢部曲池；若脾虚湿困证，予点揉颈部廉泉穴，角刮下肢部太冲、太溪穴。

五、按语

《医宗金鉴·外科心法要诀·面游风》："此证生于面上，初起面目浮肿，痒若虫行，肌肤干燥，时起白屑。项后极痒，热湿甚者津黄水，风燥甚者津血，痛楚难堪。由平素血燥，过食辛辣厚味，以致阳明胃经湿热，受风而成。"其病变在皮肤，病位在脏腑，尤与肺、胃、脾关系密切。外用刮痧疗法，可以清泻肌肤湿热，改善肌肤局部血液循环，从而达到消炎、镇痛、止痒之目的。刮拭肺俞、尺泽可宣肺热；曲池、合谷清上焦风热、泻火毒；太冲清肝胆湿热；阴陵泉、三阴交泻下焦湿毒；大椎、曲池疏风清火。脾虚湿困夹寒者则责之于肾阳不足，脾阳根于肾阳。因此，刮痧可用补法刮拭足太阴脾经、足少阴肾经主穴，辅助泻法祛湿化浊；或先用灸法祛寒，温补脾肾之阳，而后行刮痧。病情慢性反复严重者，仍需配合内服中药辨证施治。

六、注意事项

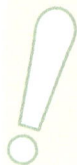

- 饮食宜清淡，多食水果、蔬菜，忌饮酒及辛辣刺激性食物。
- 宜用温和的洗发剂按时洗头，忌用偏碱性的洗发剂。
- 刮痧介质以液状易吸收为佳，忌油腻。
- 脾虚湿困证面游风患者宜先灸再刮痧。

第十节　颜面激素依赖性皮炎

一、定义

　　颜面激素依赖性皮炎是面部曾经一段时间内外用激素类药膏或含激素成分的护肤产品产生一定依赖性，停用后出现红斑、丘疹、毛细血管扩张，并伴有紧绷感、灼热感、瘙痒感、肿胀感等症状的一种慢性复发性损容性皮肤疾病；停用后未依赖者因面部皮肤已经敏感，经饮食、环境、接触物、情绪等诱因诱发，亦可出现上述临床表现，此两种情况都应属于颜面激素性皮炎范畴。

二、病因病机

　　中医认为本病是外受药毒之邪，日久郁而化热蕴毒所致，火、热、毒是其主要致病因素。日久热毒伤阴化燥，则皮肤失养。

三、诊断要点

　　① 激素应用史：面部间断外用含有激素成分的药膏累计超过1个月或积累用量达到1支及以上；或含有激素成分的护肤品（尤其面膜）连续应用1个月以上或间断应用超过3个月。

② 客观症状（他觉症状）：面部丘疹、红斑、毛细血管扩张、潮红的一种或一种以上为主要表现，甚至出现脓头，皮损融合成大片红斑。

③ 主观症状（自觉症状）：紧绷感、灼热感、瘙痒感、肿胀感含有两种或两种以上。

④ 用之好转、停用则反复，彻底停用1~2周（甚至更短）出现反跳加重，皮肤发红，灼热和瘙痒严重者出现水肿。

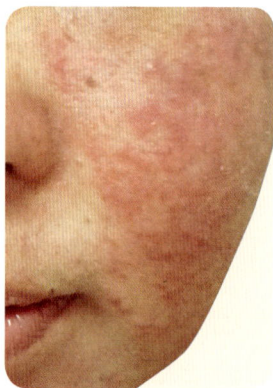

图 8-10 颜面激素性皮炎皮损表现

注 **①** 的主要目的是明确患者激素应用史及评估应用周期是否可以导致所谓的"依赖"状态，或者导致第**②**、**③**条的症状出现，应用时间长短的界定只是大体估计，要因人而异。**④** 是临床问诊中仔细询问、斟酌。

四、辨证论治

（一）辨证分型

❶ 气血两燔证

面部红斑、丘疹、毛细血管扩张，自觉肿胀、灼热、痒痛。伴口苦、便干。舌红苔黄，脉弦滑或数。

❷ 阴虚内热证

面部斑疹隐隐，压之褪色，自觉灼热燥痒，夜间尤甚。伴有五心烦热，夜寐不宁。舌红苔少，脉弦细。

❸ 虚阳浮越证

面部皮肤薄嫩，平素如常人，运动紧张等情况下，面红如醉，夜间灼热明显，重者可灼烧致醒，再度难眠。伴口干、饮不解渴，足冷过膝甚至腰臀，面部畏热，但全身畏冷，冷热刺激面部症状明显加重。舌淡暗、苔薄白，脉尺沉、寸浮。

❹ 寒热错杂证

面部红斑、丘疹、脓疱形态各异，尤其鼻中及周围、口周皮疹较多，部分有脓头，油脂分泌旺盛。伴胃脘嘈杂、口气重，但不敢食冷，食冷则胃胀或腹痛、腹泻。舌淡红或暗红，舌根苔腻或黄厚腻，脉沉滑或沉细。

❺ 肝郁气滞证

面部皮疹不多，皮疹消退后遗留色素沉着，情绪变化红斑、灼热明显。伴情绪烦躁、焦虑，入睡困难或不实。舌淡红苔薄白，脉弦或弦细。

（二）刮痧选穴

主穴：风门、大椎、肺俞、曲池、足三里、血海、委中、阴陵泉、阿是穴。

配穴：热盛，予膈俞、肾俞、合谷；阴虚证，予膻中、气海、三阴交；肝郁气滞证，予期门、阴廉、行间；寒热错杂者，加冲门、血海、阴陵泉、商丘等。

（三）刮拭方法

刮痧主经：督脉、足太阳膀胱经、足厥阴肝经、手少阴心经、手阳明大肠经、足太阴脾经。

> 1 ＞ 采用平推法，刮拭面部经络及穴位，先采用逆刮法刮拭承浆、地仓、迎香分至听会，再点压鼻通、睛明及耳门穴，最后采用梳刮法刮拭丝竹空、印堂分至太阳穴。

2 采用直线刮法，刮拭背部风门、大椎及肺俞，再采用按揉法刮拭上肢部少海、通里、阴郄、神门、曲池，最后采用直线重刮法刮拭下肢部血海、阴陵泉、足三里，角刮委中。若辨证为肝郁气滞证，点揉期门穴，角刮法刮拭太冲及行间穴。

五、按语

颜面激素依赖性皮炎，是近代医源性、药源性疾患，古籍无记载。激素类药物药性类于辛燥、甘温之品，久用有助阳生热之弊，日久热毒伤阴化燥入营，损伤脉络，灼伤津液，导致颜面皮肤嫩薄敏感，而出现红肿、灼热、干燥、紧绷等自觉症状。通过刮拭膈俞、肾俞、合谷穴清热、凉血；刮拭膻中、气海、三阴交活血化瘀，共奏清热解毒、调和气血、活血化瘀、通经活络之功，使脏腑和谐、经脉通畅、气血和调、阴阳平衡。气血两燔、阴虚内热、上热下寒、水饮上犯而引热上扰等体质人群患有本病，可选择放痧法、扯痧法，或配合耳尖放血等疗法，短期疗效肯定，远期疗效有待进一步研究证实。目前部分医家认为刮痧疗法改善了局部病变处组织的微循环障碍，缓解了血管痉挛，促进了血液循环，达到治疗目的。

六、注意事项

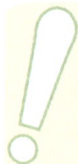

- 在医师指导下合理使用糖皮质激素类药物，尤其面部、外阴部位，避免滥用、误用、长期使用。

- 谨慎选择美白、祛斑的护肤品，慎用各类不知名品牌或三无面膜。

- 忌用热水洗脸；忌食辛辣、油腻、刺激食物。

- 本病治疗棘手，需要配合内治治疗，面部客观症状需要逐渐修复。

- 调节情志，保障睡眠，饮食规律。

- 面部刮痧手法宜轻柔，避免出痧；避免对面部角质层的进一步损伤。

第十一节　发蛀脱发（脂溢性脱发）

一、定义

发蛀脱发为青春期后头额、颞、顶部进展缓慢的秃发，男女两性均可发生，以男性更为常见。临床上患者往往伴有头部皮脂溢出较多、头皮屑多、瘙痒等症状。古代文献称之为"发蛀脱发""蛀发癣"等。本病相当于西医的脂溢性脱发。

二、病因病机

患病早期多因血热之体，复感风邪，郁久转而化燥，进而耗血伤阴，阴血不能上供巅顶而荣养毛发，毛根干涸，故发焦脱落；或过食肥甘、辛辣、酒类，以致脾胃运化失常，水湿内聚化热，致使湿热上蒸巅顶，侵蚀发根白浆，发根渐被腐蚀，引起头发黏腻而脱落。后期多因思虑过度，劳伤心脾，并肝肾不足，精血亏虚，毛发失去濡养而脱落。

三、诊断要点

1 家族史，男女均可发病，以男性多见，多发生在青春期以后，病情进展缓慢。

2 典型特征为头皮毛发和毛囊进行性变小，前发际线明显后延。

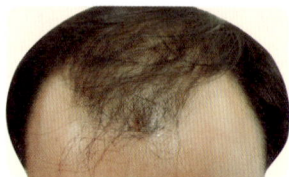

图 8-11　脂溢性脱发、雄激素源性脱发表现

3 脱发常从头顶部、前额及双颞部开始，逐渐向头顶延伸，历时数年后，前额与顶部秃发区融合成片。头顶及前额头发变得稀少、纤细，头皮光滑发亮，毛孔萎缩。

四、辨证论治

（一）辨证分型

❶ 湿热证

平素嗜食膏粱厚味，头皮及头发呈油腻状，经常有黄色痂皮，头皮瘙痒，头发逐渐变细、变软、枯燥脱落而稀疏，甚则形成脱发；舌红、苔黄或黄腻，脉滑数或弦。

❷ 血虚风燥证

头发干枯，因发根不固而脱落，逐渐形成稀疏脱落的脱发区，头皮可见堆叠成片的糠状白色脱屑，头皮瘙痒；舌淡红，苔薄白或薄黄，脉细数。

（二）刮痧选穴

主穴：脱发局部、风池、三阴交、百会、四神聪、神庭、上星、头维。

配穴：湿热证脱发局部进行刮痧，风池、三阴交、足三里、百会、四神聪、神庭、上星、外关、天井、天髎等穴；若血虚风燥证，予肺俞、魄户、膏肓、中府、列缺、照海、复溜等穴。

（二）刮拭方法

刮痧主经：手少阳三焦经、足太阳膀胱经、手太阴肺经。

1 > 脱发局部、风池、百会、四神聪、神庭、上星、头维等；脱发局部刮拭，宜轻刺激，用梳刮法由前向后刮拭，上述穴位中百会穴应以点揉手法为主，并予以中、重刺激。

2 > 脱发局部及风池穴，采用角刮法、足部三阴交至阴陵泉采用直线刮法。

3 > 背部肺俞穴采用角刮法；腿部照海至复溜，由上向下进行直线刮拭。

五、按语

发蛀脱发为一种头顶发生稀疏性脱发的疾病。总因先天禀赋异常、湿热瘀阻肌肤，致营卫失调，腠理不固，脉络瘀阻，精血对毛发的滋润濡养受阻，从而影响毛发生长、发根不固而致毛发渐脱落；或因风邪外袭以致风盛血燥，腠理不固，毛发失于濡养而致毛发逐渐变软变细，发根不固而脱发。刮痧疗法根据全息理论结合经络辨证，通过头皮部及局部经络穴位刺激，起到祛湿化浊、活血化瘀、疏经通络等作用，针对发蛀脱发湿热证和血虚风燥的证型，均能起到调和气血，促进毛发生长之功效。

六、注意事项

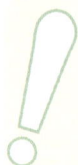

- 不用脱脂性强或碱性过强的洗发剂。
- 注意适当的锻炼和保持充足的睡眠。
- 调节情志，保持心情舒畅。
- 减少染发烫发，避免头皮部暴晒。
- 刮痧局部力道应适中，防止头发大面积的脱落。

第十二节　油风（斑秃）

一、定义

油风是一种头发突然发生片状脱落的慢性皮肤病。其临床特点是脱发区皮肤光亮，无自觉症状。古代文献称之为"鬼剃头"等。本病相当于西医的斑秃。

二、病因病机

本病多因血虚不能荣养皮肤，以致腠理疏松、毛孔开张，风邪乘虚侵入，日久则风盛血燥，毛发成片脱落；或因情志抑郁、肝气郁结，以及过分劳累，伤及心脾，而致气血生化不足，发根失养而脱发；肝藏血，发为血之余，肾藏精，主骨生髓，其华在发，若肝肾不足，精血亏虚，发失所养，亦可致脱发。

三、诊断要点

1 头发呈圆形或不规则形脱落，小如指甲，大如钱币或更大，少数全部脱落。

2 局部皮肤无炎症，平滑光亮。

3 起病突然，无自觉症状，多在无意中发现，进展期拔发试验可阳性。

4 病程缓慢，可持续数年或更久。

5 常在劳累、睡眠不足或有精神刺激后发生。

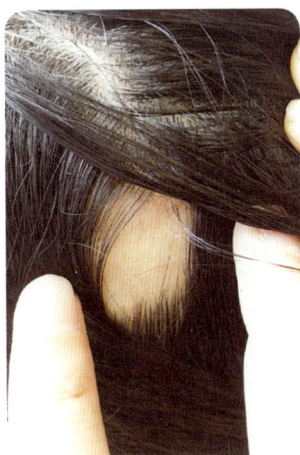

图 8-12　头皮斑秃表现

四、辨证论治

（一）辨证分型

❶ 血虚风盛证

脱发时间较短，有迅速扩大之势，伴头昏、失眠、唇白、甲错。舌淡红，苔薄白，脉细数。

❷ 气滞血瘀证

病程较长，可伴有头痛，胸胁胀痛，心烦失眠，妇人月经色暗多有血块。舌色紫暗伴有瘀斑，舌下静脉迂曲，苔薄白，脉沉细或弦涩。

❸ 肝肾不足证

病程长，脱发反复发生；多伴有头晕目眩、失眠、耳鸣、腰膝酸软；舌淡红，苔薄或剥脱，脉弦细。

❹ 气血两虚证

大病久病或术后体虚，或素体亏虚，或产后，脱发不止；伴有神疲乏力、头晕、面色㿠白或苍白、形体消瘦；舌淡苔薄，脉细弱。

（二）刮痧选穴

主穴：脱发区、大椎穴、大杼、肺俞、肝俞、肾俞、足三里、三阴交。

配穴：若血虚风燥证，予血海、足三里、三阴交；气滞血瘀证，予膈俞、行间；肝肾不足证，予肝俞、肾俞；气血两虚证，予血海、脾俞等。

（二）刮拭方法

刮痧主经：足厥阴肝经、足太阴脾经、足阳明胃经。

1 > 取脱发区穴位，刮拭宜轻刺激，予以梳刮法，头部由头维经四神聪刮至风府。

2 > 采用直线刮法，由上至下，取穴阴陵泉、三阴交。

3 > 采取直线分段刮法，取穴背部穴位膈俞、肝俞、肾俞、脾俞，由膈俞至肾俞；下肢穴位行间、血海采用角刮法，予以局部中重度刺激。

五、按语

斑秃病因复杂，治疗效果因人而异。西医治疗大多采用激素类药物外用、局部封闭治疗，以及对症治疗。急性期可迅速控制病情，但缓解期治疗手段和药物单一，有所局限。中医采用辨证论治，治疗方法多样，内服联合外治效果满意。刮痧疗法疏风透表，活血化瘀，疏经通络，对于血虚风盛型、气滞血瘀型斑秃，疗效确切。对于气血两虚、肝肾不足等虚证的斑秃，刮痧疗法采用补法治疗，疗程较长，多需与内服方药结合治疗。

六、注意事项

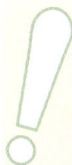

- 作息规律，调节情绪，避免劳累，忌冒雨涉水。
- 忌用强碱性洗发剂，避免损伤毛囊加重病情。
- 早发现、早治疗，避免病情缠绵。
- 刮痧后当日尽量不洗发，急性期脱发区不行刮痧治疗。

第十三节　蛇串疮（带状疱疹）

一、定义

蛇串疮，是一种皮肤上出现成簇水疱、呈带状分布、痛如火燎的急性疱疹性皮肤病。古代文献称之为"蜘蛛疮""火带疮""腰缠火丹"等。本病相当于西医的带状疱疹。

二、病因病机

本病多因情志内伤，肝经郁热，或饮食不节，脾失健运，湿热内蕴，外溢肌肤而生；或感染毒邪，湿热火毒蕴结于肌肤而成。本病初期以湿热火毒为主，后期属正虚血瘀兼夹湿邪为患。

三、诊断要点

1 发病前多有劳累、烦躁、精神压力大等诱因。

2 发疹前可有疲倦、低热、全身不适、食欲不振等前驱症状。

3 皮疹可先发于疼痛，也可先疼痛后出现皮疹。

4 皮疹多位于单侧而不超过躯体中线，在红斑基础上成簇分布的丘疱疹和水疱，疱液清亮，带状分布为其特点。

5 皮疹多在2~3周后消退愈合，愈后留有色素沉着，部分病情严重者可形成溃疡，愈后可留瘢痕。

6 头面部带状疱疹可累及眼耳部，引起面瘫-耳痛-外耳道疱疹三联征。

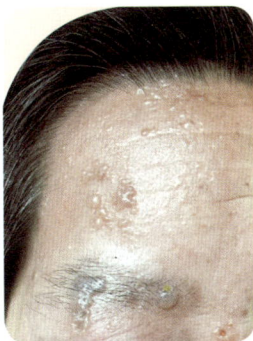

图 8-13-1　头面部带状疱疹皮损表现

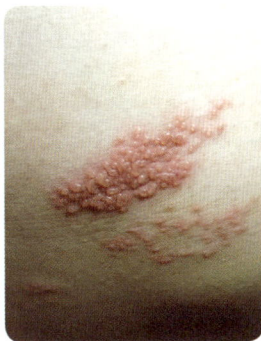

图 8-13-2　胸腹部带状疱疹典型皮损表现

四、辨证论治

（一）辨证分型

❶ 肝经郁热证

皮损鲜红，灼热刺痛。伴口苦咽干，烦躁易怒，便干溲黄；舌质红、苔黄；脉弦滑或数。

❷ 脾虚湿蕴证

皮损颜色淡红，疼痛或轻或重。伴有渴而不欲饮、腹胀纳呆；大便时溏；舌质淡胖、苔白；脉沉滑或濡。

❸ 气滞血瘀证

皮疹消退后局部仍疼痛不已，难以忍受，并可放射至附近部位。伴胸胁胀满、脘腹胀闷，或有痞块、时散时聚；舌质淡或紫暗，可伴有瘀斑，苔白或黄；脉弦涩或弦细。

（二）刮痧选穴

主穴：阿是穴、华佗夹脊穴、支沟、阳陵泉。

配穴：若脾虚湿蕴，予脾俞、阴陵泉；若气滞血瘀，予三阴交、漏谷、地机、阴陵泉、血海；另外，可取与皮损相应之夹脊穴。

（三）刮拭方法

刮痧主经：足少阳胆经、足厥阴肝经。

1 > 取穴阿是穴、华佗夹脊穴、支沟、阳陵泉；其中华佗夹脊穴宜采用直线刮法；局部阿是穴、支沟及阳陵泉采用点揉疗法。

2 > 背部脾俞及足部阴陵泉予以局部轻重刺激，用角刮法。

3 > 取穴三阴交、漏谷、地机、阴陵泉、血海；采用直线刮法，重刮下肢内侧。

五、按语

本病中医治疗优势明显。中医外治法包括针灸、刮痧、拔罐在内的一种组合疗法在治疗带状疱疹方面疗效显著，镇痛效果可谓立竿见影，还能明显缩短病程，降低后遗神经痛的发生率。并且，通过研究发现刮痧治疗介入越早，效果越好，在发病早期，通过对局部病变部位的刮拭，是最直接将病毒毒素清除体外的方法，且能有效避免神经的破坏及后遗神经痛的发生。病情较重的患者建议内服中药辨证施治。

六、注意事项

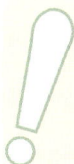

- 慎起居，注意休息；调畅情志，保持良好的精神状态，忌恼怒；保持局部清洁，防止继发感染。
- 合理饮食保持营养，加强体育锻炼，增强体质，提高机体抗病能力。
- 刮痧前要严格消毒，术后要预防感染。

第十四节　肝斑（黄褐斑）

一、定义

　　肝斑是一种发生于颜面部位的局限性淡褐色或褐色斑片的皮肤病。中青年女性多发，临床变现为对称分布于暴露颜面部位的色素沉着斑，平于皮肤表面，抚之不碍手，压制不褪色。本病相当于西医的黄褐斑。

二、病因病机

　　本病多与肝、脾、肾三脏关系密切，气血不能上荣于面为主要病机。如情志不畅，肝郁气滞，气郁化热，熏蒸于面，灼伤阴血而生；

或冲任失调，肝肾不足，水火不济，虚火上炎所致；或慢性疾病，营卫失和，气血运行不畅，气滞血瘀，面失所养而成；或饮食不节，忧思过度，损伤脾胃，脾失健运，湿热内生，上蒸头面而致病。

三、诊断要点

1 本病多见于妊娠期、长期服用避孕药、生殖器疾患以及月经紊乱的妇女，也可累及中年男性。

2 黄褐斑多分布于前额、颧部或面颊的两侧。

3 皮疹为淡黄灰色或咖啡色斑片，大小不等，形态各异，界限尚清楚。

4 无自觉症状，慢性病程。

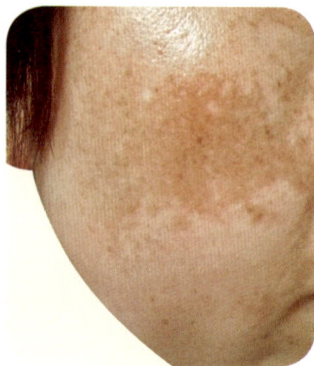

图 8-14　面部黄褐斑皮损表现

四、辨证论治

（一）辨证分型

❶ 肝气郁结型

色斑分布范围广，但多在眼周、颧部、眉弓、面颊等处。斑色多为浅褐或深褐色，部分患者在月经来潮前色斑加重，经后色斑减轻。烦躁易怒，情绪不稳，多疑善虑或精神抑郁；月经周期紊乱，颜色暗红，经量减少，伴有血块；胸闷腹胀，有时头痛或小腹痛；口苦咽干，不思饮食，嗳气吞酸等；舌红，苔薄白，脉弦滑。

❷ 脾虚型

色斑分布在口周、面颊、鼻翼周围等处。大部分患者肤色偏黄，或颜面虚浮。食欲不振，食后腹胀，便溏腹泻；月经量或多或少，经期延长，甚至崩漏，血色淡红，血瘀严重则血色暗兼有血块；健忘嗜睡，神疲身重，气短懒言，四肢乏力、怕冷畏寒等，舌色淡白，舌体胖大、边有齿痕，脉弱或缓。

❸ 肾阴虚型

色斑分布在耳前、两颊、额部等处。斑色多为黑褐色，部分患者肤色偏暗或萎黄，或有黑眼圈，皮肤多干燥，午后颧红。两侧腰痛，尤以经期时明显，常伴有月经不调；失眠多梦，并伴有头晕耳鸣；口干嗜饮，尿少色黄，便干便秘，喜冷怕热，头发枯黄不荣。舌体瘦小，舌红苔少或无苔，脉细数。

❹ 肾阳虚型

色斑分布在耳前、额部、面颊外侧等处，斑色多为黑褐色；部分患者肤色晦暗无光，或有黑眼圈，重者晨起颜面浮肿或眼睑水肿。腰酸腿软，常伴有月经不调。睡眠易惊醒，多梦。畏寒四逆，神疲乏力，大便溏薄，小便清长。舌体胖大，边有齿痕，舌淡苔白，脉沉。

（二）刮痧选穴

主穴：阿是穴、华佗夹脊穴、支沟、阳陵泉。

配穴：肝气郁结型，选择肝俞、太冲、血海、足三里；脾虚型，选择胃俞、脾俞、足三里、血海；肾虚型，选择肾俞、照海、足三里、血海。

（三）刮拭方法

刮痧主经：足厥阴肝经、足太阴脾经、足少阴肾经。

1 ❯ 取穴阿是穴、华佗夹脊穴、胃俞、脾俞、足三里、阳陵泉、支沟。
阿是穴要重刮；背部华佗夹脊穴及脾俞、胃俞，采取直线刮法；腿
部足三里至阳陵泉，由下至上进行直线刮拭；支沟采用角刮法。

2 ❯ 刮下肢部穴位自血海经地机至三阴交，太溪至太冲均采用直线刮法。

五、按语

黄褐斑是一种面部获得性色素增加性皮肤病，多发生于频繁暴露于
紫外线下肤色较深的女性面部。皮疹常对称分布，发展缓慢，可持续多
年。目前，西医治疗主要口服抑制酪氨酸酶活性的药物，局部外治以表
皮剥脱为主，再或者给予遮盖剂，无法由内而系统地缓解本病。中医除
了辨证治疗而予口服中药外，可采用刮痧、针灸等外治方法治疗，效果
明显，且无明显副作用。面部刮痧疗法是传统理论和现代相结合，具有
一定的中医理论依据，可依据患者的病变情况和体质，辨证循经选穴，
实施不同手法，使治疗的经络和腧穴的微循环得以改善，起到疏通经
络、活血化瘀，营养组织细胞的作用，并能激发脏腑自身的调节机制，
使脏腑功能活跃，经络畅通，气血上荣于面，从而达到治疗疾病的目的。

六、注意事项

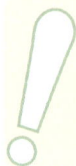

- 保持心情愉悦，避免精神紧张，保证充足睡眠。
- 慎用化妆品，严格防晒。
- 多吃新鲜蔬菜水果，少食油腻、辛辣刺激食品，保持大便
通畅。

- 若有内分泌失调的原发病症，需积极治疗。

- 面部操作宜轻柔，刮痧后避免日晒。

第十五节　黧黑斑（黑变病）

一、定义

黧黑斑是一种发生于面部的色素沉着病。以面部等暴露部位出现灰褐色或蓝灰色斑点、斑片，弥漫分布，边缘不清，偶见少许糠状鳞屑为临床特征。本病可发生于任何年龄，男女均可发病，但多见于中年妇女。相当于西医的黑变病。

二、病因病机

本病多因日光照射，染化妆品之毒，长期内服糖皮质激素或外用药物，或因工作及接触环境长期熏覆而致；或因系统性疾病，如甲状腺功能减退、肾上腺皮质功能减退、皮肌炎等疾病的相伴发表现。或因肝郁气滞，血虚不能滋养肌肤，以致火毒结滞于内而成；或饮食不调，脾胃失和，气血化生匮乏，不能上荣头面；或因肾精亏虚，精血互生受阻，不能滋养肌肤而成。

三、诊断要点

① 多见于中年女性，可有用药或护肤品及接触环境相关性。

② 皮损好发于面部，尤以前额、颞及颧部明显。

③ 为灰褐色或蓝灰色色素斑片，初呈网状分布，后融合成片，其边界不清，伴毛细血管扩张，毛囊口角化及糠状鳞屑，呈"粉尘"样外观。

④ 无明显自觉症状。

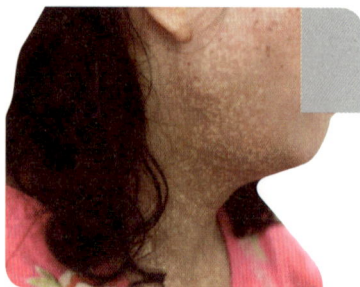

图 8-15　黑变病皮损表现

四、辨证论治

（一）辨证分型

① 脾虚证

面及四肢有褐色斑片，食少纳差，食后腹胀，全身无力，倦怠，便溏；舌淡苔白，边有齿痕，脉沉细。

② 肾虚证

面色晦暗不华，全身疲倦无力，腰膝酸软，女子月经量少，甚至停经；舌红，苔薄白，脉沉细。

（二）刮痧选穴

主穴：气海、三阴交、归来、行间、涌泉。

配穴：脾虚型，予内关、水分、天枢、丰隆、列缺、脾俞等；若肾虚型，予秩边、委中、环跳、阳陵泉等。

（三）刮拭方法

刮痧主经：足少阴肾经、足少阳胆经、足太阴脾经。

1 > 取印堂、丝竹空、攒竹、阳白穴。印堂穴局部轻度点刮，由丝竹空、攒竹及阳白穴，从前正中线向两侧行边刮法。

2 > 取承浆、地仓、颊车穴。承浆穴采用点揉法，由地仓至颊车，由内向外行弧线刮法。

3 > 取腰骶部秩边及腘窝部委中穴，采取局部角刮。臀部环跳、经犊鼻至阳陵泉，由上至下进行分段直线刮拭。

五、按语

黧黑斑是一种多因性色素沉着病，以灰褐色斑点或弥漫性斑片为临床特征，好发于前额、面颊、耳前后以致扩展到整个面部甚至波及颈侧。本病好发于青壮年女性，尤其是妊娠期妇女。多由肾气不足，其色外泛所致；或因脾虚不能化生精微，精血亏虚，肌肤失养，或因肾水亏不能制火，血弱不能华面，虚热内盛，郁结不散，阻于皮肤所致。刮痧疗法能有效加强局部的新陈代谢，促进皮疹区皮肤增加的色素排出体外，起到局部美白驻颜之功。

六、注意事项

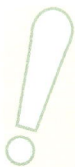

- 多吃新鲜蔬果、食用菌等碱性食物，严格防晒。
- 保持心情愉悦，避免精神焦虑，保证充足睡眠。

- 慎用化妆品，刮拭部位忌长时间在阳光下暴晒。

- 注意避免长期接触化工、粉尘原料的环境。

- 刮痧时手法宜轻柔，力度适中。

第十六节　白驳风（白癜风）

一、定义

白驳风是指皮肤变白、大小不同、形态各异的限局性或泛发性色素脱失性皮肤病。古代文献又称之为"白癜""白驳""斑白""斑驳"等。本病相当于西医的白癜风。

二、病因病机

本病多因气血失和，脉络瘀阻所致。如情志内伤，肝气郁结，气机不畅，复感风邪，搏于肌肤而发；或素体肝肾虚弱，或亡精失血，伤及肝肾，致肝肾不足，肤失所养而致；或跌打损伤，化学物品灼伤，络脉瘀阻，毛窍闭塞，肌肤腠理失养而成白斑。

三、诊断要点

1 本病可发生于任何年龄，以青年多见，男女患病比例相当。

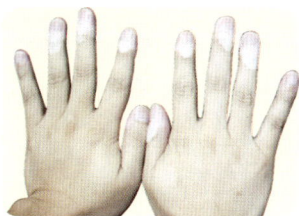

图 8-16-1　指端白癜风皮损表现

2 大多分布局限，也可泛发，全身任何部位的皮肤、黏膜、毛囊部位均可发生，但以面、颈、手背为多，白斑区毛发变白。

3 皮损为大小不等、形态各异的局限性白色斑片，边缘清楚，周边皮肤较正常皮肤色素稍加深。

4 一般无自觉症状。少数在发疹前或同时，以及在白斑增加或扩展时有轻微瘙痒。

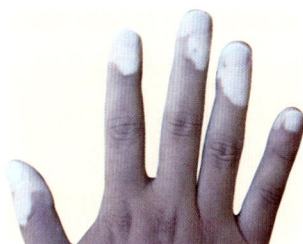

图 8-16-2　白癜风伍氏灯下表现

5 病程长短不一，完全自愈者较少，亦有愈后复发者。

四、辨证论治

（一）辨证分型

1 气血不和证

发病时期长短不一。皮损白斑光亮，好发于头面、颈及四肢或泛发全身，起病迅速，蔓延快，常扩散为一片，皮损无自觉症状或微痒；舌苔薄白，舌质淡红，脉细滑。

（二）刮痧选穴

主穴：肺俞、大肠俞、肾俞、膀胱俞，以及肺经的侠白穴。

配穴：若气血不和证，予复溜穴、大肠经的上廉、下廉穴；若肝肾不足证，予合阳穴、血海、三阴交。

（三）刮拭方法

刮痧主经：手太阴肺经、足太阴脾经、督脉、足少阳胆经。

1 ❯ 取颈背部风池、风府、肺俞穴，采取局部角刮法；腿部取血海、三阴交穴，按照自上而下的顺序行直线刮法，穴位以点揉法为主，轻、中度刺激；病变皮损局部轻轻刮拭。

2 ❯ 取腹部中脘、手臂部曲池穴，采用角刮法；腿部穴位自血海经地机至三阴交，采用分段直线刮法。

五、按语

中医在整体观念、辨证论治的指导下，治疗白癜风以养血活血通络为原则组方用药，或口服，或外用，或配合针灸、拔罐、刮痧、放血等中医传统特色治疗。这些方法在临床应用中均有一定效果。白癜风的病变部位在皮肤，外治方法具有直达病所、简便易行、副作用小等特点。随着非药物疗法治疗白癜风临床手段多样，近年火针治疗取得满意疗效。而刮痧疗法透邪外达、调和气血、活血化瘀、舒筋通络等作用，皆可针对不同证型者的白癜风进行治疗。尤其节段型白癜风初期应用临床光疗、内服药物抵抗者，可根据中医全息理论、经络辨证及脏腑辨证相结合，分析病因病机，找到疾病的源头而治之，常可得到意想不到的效果。

六、注意事项

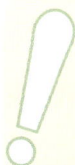

- 饮食、生活起居规律，保持心情愉悦，避免精神紧张。
- 平时宜相对多食肝脏、蛋、奶、花生、黑芝麻、核桃、黑豆等食物。
- 避免暴晒，且提倡早治疗。
- 因本病存在同形反应，进展期尽量避免施治，静止期亦严格检查刮具，避免划伤皮肤。

穴位索引

A

阿是穴

(定位) "以痛为腧"，又名不定穴、天应穴、压痛点，随病而定，多位于病变的附近，也可在与其距离较远的部位，没有固定的位置和名称。

(主治) 定位到阿是穴即阳性反应点，即可主治相应病症。

B

百会

(定位) 属督脉，位于头顶正中，两耳尖直上与头正中线交叉点处。

(解剖) 该穴位处布有枕大神经、额神经的分支，左右颞浅动、静脉和枕动、静脉的吻合网。

(主治) 失眠健忘、精神不振、头昏脑涨、目眩耳鸣、中气下陷、内脏垂脱、头痛、高血压病、中风等病症。

(操作) 弧线刮法、梳刮法、角刮法、点按揉法。

(注意) 不需涂抹介质，不强求出痧，其周围破溃感染则不刮。

秉风

(定位) 属小肠经，在肩胛区，肩胛冈中点上方冈上窝中。

(解剖) 组织层次为皮肤、皮下组织、斜方肌、冈上肌。布有第2胸神经分支及伴行动静脉。肩胛上神经的分支，肩胛上动、静脉的分支。

(主治) 肩背疼痛、咳嗽气喘、目视不明。

(操作) 重刮法、点压按揉法、角刮法、直线刮法。

(注意) 术前做好皮肤清洁工作，涂抹刮痧介质，避免干刮；用力均匀，尽量拉长刮拭，不得跳跃、停顿；皮肤破溃感染处不刮。

C

攒竹

（定位） 属膀胱经，位于面部，眉毛内侧边缘凹陷处。

（解剖） 组织层次为皮肤、皮下组织、眼轮匝肌，浅层有滑车上神经，眶上动静脉的分支。深层有面神经的分支。

（主治） 迎风流泪、眼睛充血、眼睛疲劳、假性近视等。

（操作） 轻刮法、角刮法、点按揉法。

（注意） 术前做好皮肤清洁工作，无需涂抹刮痧介质，忌出痧，用力轻柔和缓，忌大力、重力，皮肤破溃感染不刮。

承浆

（定位） 属任脉，在面部，颏唇沟的正中凹陷处。

（解剖） 组织层次为皮肤、皮下组织、口轮匝肌。布有下牙槽神经的终支颏神经。

（主治） 面瘫、齿龈肿痛、口舌生疮、暴喑、癫狂。

（操作） 角刮法、轻刮法、点压按揉法。

（注意） 清洁皮肤后，涂抹刮痧介质，皮肤破溃感染应避开刮拭，不宜出痧。

承泣

（定位） 属胃经，位于面部，瞳孔直下，眼球与下眼眶边缘之间。

（解剖） 组织层次为皮肤、皮下组织、眼轮匝肌、眶脂体、下斜肌，神经血管布有眶下神经、面神经及动眼神经，眼动静脉的分支。

（主治） 近视、夜盲、眼颤动、眼睑痉挛、角膜炎、视神经萎缩、眼睛疲劳、迎风流泪、老花眼、白内障等常见的多种眼部疾病。

（操作） 点按揉法。

（注意） 术前做好皮肤清洁工作，涂抹刮痧介质，避免渗入眼睛，避免干刮、忌出痧，用力轻柔和缓，忌大力、重力。皮肤破溃感染不刮。

尺泽

（定位） 属肺经，在肘横纹中，肱二头肌腱桡侧凹陷处，微屈肘取穴。

（解剖）　组织层次为皮肤、皮下组织、肱桡肌、肱肌。布有前臂外侧皮神经、桡神经，桡侧副动、静脉分支。

（主治）　咳嗽、气喘、咯血、胸部烦满、咽喉肿痛、肘臂挛痛等。

（操作）　轻刮法、拍痧法、点按揉法、直线刮法。

（注意）　皮下不明原因的包块、感染病灶、皮肤破溃、痣瘤等处应避开刮拭。急性骨关节创伤、挫伤之处不宜刮痧。

承山

（定位）　属膀胱经，小腿后面正中线，委中穴直下8寸，小腿腓肠肌两肌腹下方之间凹陷处。

（解剖）　组织层次为皮肤、皮下组织、腓肠肌、比目鱼肌。布有胫神经、腓肠内侧皮神经，小隐静脉、胫后动、静脉。

（主治）　腰脊痛、小腿转筋、下肢无力等病症。

（操作）　直线刮法、重刮法、角刮法、点压按揉法。

（注意）　刮拭下肢长轴应尽量拉长，皮肤破溃感染应避开刮拭。急性骨关节创伤、挫伤之处不宜刮痧。下肢静脉曲张、水肿患者，刮拭时应从下向上刮拭。

冲门

（定位）　属脾经，在腹股沟区，腹股沟斜纹中，髂外动脉搏动处的外侧。

（解剖）　组织层次为皮肤、皮下组织、腹外斜肌腱膜、腹内斜肌、腹横肌、髂腰肌。布有旋浅动静脉的分支，第11、12胸神经和第1腰神经的分支，股神经，旋髂深动、静脉。

（主治）　腹痛、疝气、崩漏、带下。

（操作）　直线刮法、角刮法、轻刮法、点压按揉法。

（注意）　关节及骨性部位突显处不可强力重刮。皮肤破溃感染应避开刮拭。急性骨关节创伤、挫伤之处不宜刮痧。

长强

（定位）　属督脉，在尾骨下方，尾骨端与肛门连线的中点处。

（解剖）　组织层次为皮肤、皮下组织、肛尾韧带、肛门外括约肌、肛提肌。布有尾神经、阴部神经的分支，肛动静脉的分支。

主治 脱肛、泄泻、便秘、便血、腰痛、尾骶骨痛。

操作 角刮法、轻刮法。

注意 涂抹刮痧介质。皮肤破溃感染应避开刮拭。忌重力、大力刮拭。

D

大椎

定位 属督脉，位于人体后正中线项部，第七颈椎棘突下凹陷处。

解剖 组织层次为皮肤、皮下组织、棘上韧带、棘间韧带，浅层主要有第8神经后支的内侧皮支，棘突间皮下静脉丛。深层有棘突间椎后静脉丛，第8颈神经后支的分支。

主治 热病、咳嗽、项强、肩背痛、腰脊强、小儿惊风、癫狂痫、五劳虚损、乏力、中暑、呕吐、黄疸、风疹。

操作 轻刮法、角刮法、放痧法、刮痧拔罐法。

注意 术前做好皮肤清洁工作，涂抹刮痧介质，避免干刮，用力适中。忌用力刮拭棘突。

胆俞

定位 属膀胱经，在背部，当第十胸椎棘突下，旁开1.5寸处。

解剖 组织层次为皮肤、皮下组织、斜方肌、背阔肌、下后锯肌、竖脊肌。布层有第10、11的胸神经及其分支，和伴行的动、静脉。

主治 胆囊炎、坐骨神经痛、风湿性关节炎、肝炎、黄疸、口苦、胁痛、肺痨、潮热等。

操作 重刮法、点压按揉法、角刮法、直线刮法。

注意 术前做好皮肤清洁工作，涂抹刮痧介质，避免干刮，用力均匀，尽量拉长刮拭，不得跳跃、停顿。

大肠俞

定位 属膀胱经，第4腰椎棘突下，旁开1.5寸。

解剖 组织层次为皮肤、皮下组织、背阔肌腱膜和胸腰筋膜浅层、竖脊肌。布有第4、5的腰神经的分支及其伴行的动、静脉。

主治 腰腿痛，腹胀腹泻，便秘；肠炎、痢疾、痔疮、阑尾炎、坐骨神经痛。

（操作） 重刮法、点压按揉法、角刮法、直线刮法。

（注意） 术前做好皮肤清洁工作，涂抹刮痧介质，避免干刮，用力均匀，尽量拉长刮拭，不得跳跃、停顿。

大陵

（定位） 属心包经，在腕掌横纹的中点处，当掌长肌腱与桡侧腕屈肌腱之间。

（解剖） 组织层次为皮肤、皮下组织、腕横韧带。布有前臂内、外侧神经，正中神经，腕掌侧静脉网。

（主治） 心痛、心悸、胃痛、呕吐、癫狂痫、胸胁痛、腕关节疼痛、喜笑悲恐。

（操作） 轻刮法、点按揉法、直线刮法。

（注意） 皮下不明原因的包块、感染病灶、皮肤破溃、痣瘤等处应避开刮拭。急性骨关节创伤、挫伤之处不宜刮痧。

大都

（定位） 属脾经，在足趾，第1跖趾关节远端赤白肉际凹陷中。

（解剖） 组织层次为皮肤、皮下组织、第1跖骨基底部。布有足底内侧神经，足底内侧动、静脉网。

（主治） 腹胀、腹泻、胃痛、呕吐、热病、心痛、心烦等。

（操作） 直线刮法、重刮法、轻刮法、点压按揉法。

（注意） 关节及骨性部位突显处不可强力重刮。急性骨关节创伤、挫伤之处不宜刮痧。

地仓

（定位） 属胃经，在面部，目正视，瞳孔直下，口角旁开0.4寸。

（解剖） 组织层次为皮肤、皮下组织、口轮匝肌、降口角肌。布有三叉神经的分支，面动、静脉的分支。

（主治） 口角歪斜，面痛、齿痛。

（操作） 弧线刮法、轻刮法、点压按揉法。

（注意） 清洁皮肤，涂抹介质，皮肤破溃应避开刮拭。不宜出痧。

大迎

(定位)　属胃经，在面部，下颌角前方，咬肌附着部的前缘凹陷中，面动脉搏动处。

(解剖)　组织层次为皮肤、皮下组织、降口肌与颈阔肌，面神经的下颌缘支，面动、静脉。

(主治)　牙关紧闭、口角歪斜、面颊肿痛、牙痛。

(操作)　弧线刮法、轻刮法、点按揉法。

(注意)　清洁皮肤后涂抹刮痧介质，皮肤破溃感染应避开刮拭，不宜出痧。

E

耳门

(定位)　属三焦经，在面部，耳屏上切迹的前方，下颌骨髁状突的后缘，张口凹陷处。

(解剖)　组织层次为皮肤、皮下组织、腮腺。布有耳颞神经及面神经的分支，颞浅动、静脉的分支。

(主治)　耳鸣、耳聋等耳疾以及齿痛。

(操作)　角刮法、轻刮法、点按揉法。

(注意)　涂抹刮痧介质。皮肤破溃感染应避开刮拭。忌重力、大力刮拭。

F

风池

(定位)　属胆经，位于颈项后枕骨下，与乳突下缘相平，胸锁乳突肌与斜方肌上端之间的凹陷处。

(解剖)　胸锁乳突肌与斜方肌上端之间的凹陷，其下为头夹肌，其下为头半棘肌，浅层布有枕小神经，枕动、静脉的分支或属支。深层有枕大神经。

(主治)　颈项强痛、头痛眩晕、失眠健忘、高血压病、目赤肿痛、视物模糊等病症。

(操作)　弧线刮法、梳刮法、角刮法、点按揉法。

(注意)　不需涂抹介质，不强求出痧，头皮破溃感染不刮。

风府

定位　属督脉，位于项部，当后发际正中直上1寸处，枕外隆凸直下，两侧斜方肌之间凹陷处。

解剖　最外层为斜方肌，浅层布有枕大神经，第3枕神经的分支，枕动、静脉的分支或属支。深层有枕下神经的分支。

主治　癫狂痫证、悲恐惊悸、半身不遂、眩晕、颈项强痛、咽喉肿痛、目痛。

操作　弧线刮法、梳刮法、角刮法、点按揉法。

注意　不需涂抹介质，不强求出痧，头皮破溃感染者不刮。

风门

定位　属膀胱经，位于背部，当第2胸椎棘突下，后正中线旁开1.5寸。

解剖　组织层次为皮肤、皮下组织、斜方肌、菱形肌、上后锯肌、颈夹肌、竖脊肌。布有第2、3胸神经及其分支，和相应的肋间后动、静脉的分支。

主治　伤风、咳嗽、发热头痛、项强、胸背痛。

操作　重刮法、点压按揉法、角刮法、直线刮法、扯痧法。

注意　术前做好皮肤清洁工作，涂抹刮痧介质，避免干刮，用力均匀，尽量拉长刮拭，不得跳跃、停顿。皮肤破溃感染者不刮。

肺俞

定位　属膀胱经，位于人体的背部，第三胸椎棘突下，后正中线旁开1.5寸处。

解剖　组织层次为皮肤、皮下组织、斜方肌、菱形肌、上后锯肌、颈夹肌、竖脊肌。布有第3、4胸神经及伴行的肋间后动静脉。

主治　肺经及呼吸道疾病，如肺炎、支气管炎、肺结核等。

操作　重刮法、点压按揉法、角刮法、直线刮法、扯痧法。

注意　术前做好皮肤清洁工作，涂抹刮痧介质，避免干刮，用力均匀，尽量拉长刮拭，不得跳跃、停顿。皮肤破溃感染者不刮。

风市

定位　属胆经，在大腿外侧部的中线上，腘横纹水平线上7寸。

或直立时手下垂于体侧，中指尖所到处。

(解剖) 组织层次为皮肤、皮下组织、髂胫束、股外侧肌、股中间肌。布有股外侧皮神经、股神经分支、旋股外侧动脉分支。

(主治) 半身不遂、下肢痿痹、股外侧皮神经痛、腰病及脚气的治疗和保健。

(操作) 直线刮法、重刮法、角刮法。

(注意) 刮拭下肢长轴应尽量拉长，关节及骨性部位突显处不可强力重刮。皮肤破溃感染应避开刮拭。急性骨关节创伤、挫伤之处不宜刮痧。

丰隆

(定位) 属胃经，小腿外侧，外踝尖上8寸，胫骨前肌外缘，胫骨前脊旁开1横指。

(解剖) 组织层次为皮肤、皮下组织、趾长伸肌、踇长伸肌、胫骨后肌。布有腓肠外侧皮神经、腓深神经，胫前动、静脉的分支。

(主治) 头痛、眩晕、癫狂痫、咳嗽、痰多、哮喘、下肢痿痹。

(操作) 直线刮法、重刮法、角刮法。

(注意) 关节及骨性部位突显处不可强力重刮。皮肤破溃感染应避开刮拭。急性骨关节创伤、挫伤之处不宜刮痧。

复溜

(定位) 属肾经，小腿内侧，内踝尖上2寸，跟腱前缘。

(解剖) 组织层次为皮肤、皮下组织、踇长屈肌。布有隐神经的分支、大隐静脉的属支，胫神经及其后动、静脉。

(主治) 水肿、腹胀、癃闭、泄泻、下肢痿痹。

(操作) 直线刮法、重刮法、轻刮法、点压按揉法。

(注意) 关节及骨性部位突显处不可强力重刮。皮肤破溃感染应避开刮拭。急性骨关节创伤、挫伤之处不宜刮痧。

华佗夹脊穴

(定位) 经外奇穴，在脊柱区，第1胸椎至第5胸椎棘突下两侧，后正中线旁开0.5寸，一侧17穴。

(解剖) 组织层次为皮肤、皮下组织、浅肌层（斜方肌、背阔肌、菱形肌、腰肌筋膜、上后锯肌、下后锯肌）、深层肌（竖脊肌、横突棘肌）。布有第1胸神经至第5腰神经的分支及伴行动、静脉，肋间后动、静脉的分支，腰动、静脉的分支。

（主治） 上胸部的穴位治疗心肺、上肢疾病；下胸部的穴位治疗胃肠疾病；腰部穴位治疗腰腹及下肢疾病。

（操作） 直线刮法、轻刮法。

（注意） 刮拭时，尽量拉长距离，皮肤破溃感染应避开刮拭。避免重力刮拭棘突。

肝俞

（定位） 属膀胱经，第9胸椎棘突下，旁开1.5寸。

（解剖） 组织层次为皮肤、皮下组织、斜方肌、背阔肌、下后锯肌、竖脊肌。布有第9、10胸神经后支、肌支，和相应的肋间后动、静脉的分支。

（主治） 黄疸、胁痛、胃痛、吐血、衄血、眩晕、夜盲、目赤痛、青光眼、癫狂痫证、脊背痛、急慢性肝炎、胆囊炎、神经衰弱、肋间神经痛等。

（操作） 重刮法、点压按揉法、角刮法、直线刮法。

（注意） 术前做好皮肤清洁工作，涂抹刮痧介质，避免干刮，用力均匀，尽量拉长刮拭，不得跳跃、停顿。皮肤破溃感染者不刮。

膏肓

（定位） 属膀胱经，第4胸椎棘突下，后正中线旁开3寸（约四指宽处），肩胛骨内侧。

（解剖） 组织层次为皮肤、皮下组织、斜方肌、菱形肌、竖脊肌。布有第4、5的胸神经的分支及伴行的动、静脉和相应的肋间后动、静脉。

（主治） 咳嗽、气喘、肺痨、健忘、遗精、完谷不化、支气管炎、支气管哮喘、乳腺炎。

（操作） 重刮法、点压按揉法、角刮法、直线刮法。

（注意） 术前做好皮肤清洁工作，涂抹刮痧介质，避免干刮，用力均匀，尽量拉长刮拭，不得跳跃、停顿。皮肤破溃感染者不刮。

膈俞

(定位) 属膀胱经，在背部第七胸椎棘突下，后正中线旁开1.5寸处。

(解剖) 组织层次为皮肤、皮下组织、斜方肌、背阔肌、竖脊肌。布有第7、8的胸神经的分支及伴行的动、静脉和相应的肋间后动、静脉的分支。

(主治) 呕吐、呃逆、气喘、咳嗽、吐血、潮热、盗汗。

(操作) 重刮法、点压按揉法、角刮法、直线刮法。

(注意) 术前做好皮肤清洁工作，涂抹刮痧介质，避免干刮，用力均匀，尽量拉长刮拭，不得跳跃、停顿。皮肤破溃感染不刮。

关元俞

(定位) 属膀胱经，第5腰椎棘突下，旁开1.5寸。

(解剖) 组织层次为皮肤、皮下组织、胸腰筋膜浅层、竖脊肌。布有第5腰神经和第1骶神经的分支及伴行的动静脉，及第5腰神经的分支。

(主治) 腹胀、腹泻、腰骶痛、小便频数或不利、遗尿。

(操作) 重刮法、点压按揉法、角刮法、直线刮法。

(注意) 术前做好皮肤清洁工作，涂抹刮痧介质，避免干刮，用力均匀，尽量拉长刮拭，不得跳跃、停顿。皮肤破溃感染不刮。

关元

(定位) 属任脉，在脐中下3寸。

(解剖) 组织层次为皮肤、皮下组织、腹白线、腹横筋膜。布有第12胸神经的分支，腹壁浅动、静脉的分支。

(主治) 阳痿、早泄、月事不调等。

(操作) 边刮法、点按揉法、重刮法、直线刮法。

(注意) 空腹及饱腹禁在腹部刮拭。孕妇腹部、月经期腹部、脐中禁止刮痧。胃下垂患者由下向上刮拭。

归来

(定位) 属胃经，在腹部，脐中下4寸，前正中线旁开2寸。

（解剖）　组织层次为皮肤、皮下组织、腹直肌。布有第11、12胸神经的分支，腹壁动、静脉的分支。

（主治）　腹痛、疝气、小便不利、痛经、闭经、月经不调。

（操作）　直线刮法、重刮法、轻刮法、点按揉法。

（注意）　操作时尽量拉长刮拭距离。空腹及饱腹禁在腹部刮拭。孕妇腹部、月经期腹部、脐中禁止刮痧。胃下垂患者由下向上刮拭。

H

后顶

（定位）　属督脉，在头部，后发际正中直上5.5寸。

（解剖）　组织层次为皮肤、皮下组织、帽状腱膜。布有枕大神经，枕动、静脉和颞浅动、静脉的吻合网。

（主治）　头痛、目眩、癫痫、视力减退。

（操作）　弧线刮法、梳刮法、轻刮法。

（注意）　无需涂抹刮痧介质。皮肤破溃感染应避开刮拭。忌重力、大力刮拭。

合谷

（定位）　属大肠经在手背虎口处，第1、2掌骨间，第2掌骨桡侧的中点处。

（解剖）　组织层次为皮肤、皮下组织、第1骨间背侧肌、拇收肌。布有桡神经、尺神经的分支，手背静脉网。

（主治）　发热头痛、咽喉肿痛、齿痛、中风口噤、热病无汗、多汗、消渴等。

（操作）　轻刮法、角刮法、点按揉法、直线刮法。

（注意）　皮下不明原因的包块、感染病灶、皮肤破溃、痣瘤等处应避开刮拭。急性骨关节创伤、挫伤之处不宜刮痧。

环跳

（定位）　属胆经，股骨大转子和骶管裂孔连线的外1/3处。

（解剖）　组织层次为皮肤、皮下组织、臀大肌。布有坐骨神经、臀下神经、股后皮神经、臀下动、静脉。

（主治）　风湿痹痛、下肢瘫痪、腰膝疼痛、下肢麻木不仁、坐骨神经痛等病症。

（操作）　直线刮法、重刮法、角刮法、点压按揉法。

（注意）　刮拭下肢长轴应尽量拉长，关节及骨性部位突显处不可强力重刮。皮肤破溃感染应避开刮拭、急性骨关节创伤、挫伤之处不宜刮痧。

合阳

（定位）　属膀胱经，在小腿后区，委中下2寸。

（解剖）　组织层次为皮肤、皮下组织、腓肠肌、腘肌。布有股后皮神经、腓肠内侧皮神经、胫神经，小隐静脉，胫动、静脉。

（主治）　腰脊疼痛、下肢痿痹、疝气。

（操作）　直线刮法、重刮法、轻刮法、点按揉法。

（注意）　刮拭下肢长轴应尽量拉长，关节及骨性部位突显处不可强力重刮。皮肤破溃感染应避开刮拭。急性骨关节创伤、挫伤之处不宜刮痧。下肢静脉曲张、水肿患者，刮痧时应从下向上刮拭。

颔咽

（定位）　属胆经，在头部，当头维与曲鬓的弧形连线的上1/4与下3/4的交点处。

（解剖）　组织层次为皮肤、皮下组织、颞肌。布耳颞神经，颞浅动、静脉的分支。

（主治）　偏头痛、晕眩、癫痫、耳痛、耳鸣、齿痛。

（操作）　弧线刮法、梳刮法、轻刮法。

（注意）　不需涂抹介质，不强求出痧，头皮破溃感染不刮。忌重力、大力刮拭。

I

J

睛明

（定位）　属膀胱经，位于眼部内侧，内眼角稍上方凹陷处。

（解剖）　最外层降眉肌，其下眼轮匝肌，神经血管分布为浅层有三叉神经眼支，深层有眼动、静脉的分支或属支，眼神经的分支，动眼神经的分支。

（主治）　迎风流泪、偏头痛、结膜炎、眼睛疲劳、眼部疾病、三叉神经痛、近视等。

（操作）　点按揉法。

（注意）　术前做好皮肤清洁工作，涂抹刮痧介质，避免渗入眼睛，避免干刮、忌出痧，用力宜轻柔和缓，忌大力、重力。皮肤破溃感染者不刮。

肩井

（定位）　属胆经，大椎与肩峰端连线的中点上，前直对乳中。

（解剖）　组织层次为皮肤、皮下组织、斜方肌、肩胛提肌，浅层有锁骨上神经，颈浅动、静脉分支。深层有颈横动、静脉分支，肩胛背神经的分支。

（主治）　肩酸痛、头酸痛、头重脚轻、眼睛疲劳、耳鸣、高血压病、落枕、上肢不遂、颈项强痛等，以及妇女乳痈、乳汁不下、难产、胞衣不下。

（操作）　轻刮法、重刮法、点按揉法、角刮法。

（注意）　术前做好皮肤清洁工作，涂抹刮痧介质，避免干刮，用力适中。皮肤破溃感染不刮。

肩髃

（定位）　属大肠经，在肩峰前下方，当肩峰与肱骨大结节之间凹陷处；将上臂外展平举，肩关节部即可呈现出两个凹窝，前面一个凹窝中即为此穴。

（解剖）　组织层次为皮肤、皮下组织、三角肌、三角肌下囊、冈上肌腱；浅层有锁骨上外侧神经，臂外侧上皮神经，深层有旋肱后动、静脉及腋神经的分支。

（主治）　肩臂痛、半身不遂、手臂挛痛不能上举、手背红肿、四肢热、瘰疬、乳痈、急性脑血管病后遗症、高血压病、肩周炎、乳腺炎、荨麻疹。

（操作）　重刮法、点按揉法、角刮法。

肩髎

（定位） 属三焦经，在肩部，肩髃穴后方，当上臂外展时，肩峰后下方呈现凹陷处。

（解剖） 组织层次为皮肤、皮下组织、三角肌、冈下肌。浅层有锁骨上外侧神经，深层有腋神经、旋肱后动、静脉。

（主治） 臂重、肩重不能举、肋肋疼痛。

（操作） 轻刮法、点按揉法、角刮法。

（注意） 术前做好皮肤清洁工作，涂抹刮痧介质，避免干刮，用力适中。皮肤破溃感染不刮。

厥阴俞

（定位） 属膀胱经，第4胸椎棘突下，旁开1.5寸。

（解剖） 组织层次为皮肤、皮下组织、斜方肌、菱形肌、竖脊肌。布有第4、5胸神经和伴行的肋间后动、静脉的分支。

（主治） 咳嗽、胸闷、呕吐、失眠、风湿性心脏病、心动过速、心律不齐、心绞痛、肋间神经痛等。

（操作） 重刮法、点按揉法、角刮法、直线刮法。

（注意） 术前做好皮肤清洁工作，涂抹刮痧介质，避免干刮，用力均匀，尽量拉长刮拭，不得跳跃、停顿。皮肤破溃感染不刮。

肩中俞

（定位） 属小肠经，在第7颈椎棘突下旁开2寸。

（解剖） 组织层次为皮肤、皮下组织、斜方肌、菱形肌。布有第8颈神经、第1胸神经分支及肩胛背神经。颈横、动静脉。

（主治） 肩背疼痛、咳嗽气喘、目视不明。

（操作） 重刮法、点按揉法、角刮法、直线刮法。

（注意） 术前做好皮肤清洁工作，涂抹刮痧介质，避免干刮，用力均匀，尽量拉长刮拭，不得跳跃、停顿。皮肤破溃感染不刮。

肩外俞

（定位）　属小肠经，在背部，第1胸椎棘突下旁开3寸。

（解剖）　组织层次为皮肤、皮下组织、斜方肌、菱形肌。布有第1、2胸神经的分支及伴行的动、静脉及肩胛背神经的肌支。

（主治）　肩背疼痛、颈项强急等肩背、颈项痹证以及肩胛区神经痛、落枕。

（操作）　重刮法、点按揉法、角刮法、直线刮法。

（注意）　术前做好皮肤清洁工作，涂抹刮痧介质，避免干刮，用力均匀，尽量拉长刮拭，不得跳跃、停顿。皮肤破溃感染不刮。

肩贞

（定位）　属小肠经，在肩关节后下方，肩臂内收时，腋后纹头上1寸。

（解剖）　组织层次为皮肤、皮下组织、三角肌、肱三头肌长头、大圆肌、背阔肌腱。布有第2肋间神经的分支，臂外侧上皮神经及桡神经等。

（主治）　肩胛疼痛、手臂不举、上肢瘫痪、肩关节周围炎、淋巴结节。

（操作）　重刮法、点按揉法、角刮法。

（注意）　术前做好皮肤清洁工作，涂抹刮痧介质，避免干刮，用力均匀，尽量拉长刮拭，不得跳跃、停顿。皮肤破溃感染不刮。

巨骨

（定位）　属大肠经，在锁骨肩峰端与肩胛冈之间的凹陷中。

（解剖）　组织层次为皮肤、皮下组织、肩锁韧带、冈上肌。布有锁骨上外侧神经，肩胛上神经的分支，肩胛上动、静脉的分支。

（主治）　肩胛疼痛、手臂不举、瘰疬、瘿气。

（操作）　轻刮法、角刮法。

（注意）　术前做好皮肤清洁工作，涂抹刮痧介质，避免干刮，用力均匀，尽量拉长刮拭，不得跳跃、停顿。皮肤破溃感染不刮。

颊车

（定位）　属胃经，在面部，下颌角前上方一横指（中指），咀嚼时咬肌隆起处。

（解剖）　组织层次为皮肤、皮下组织、咬肌，布有耳大神经、面神经的分支。

（主治）　口角歪斜、面肌痉挛、牙痛、面颊肿痛。

（操作）　弧线刮法、轻刮法、点按揉法。

（注意）　清洁皮肤后涂抹刮痧介质，皮肤破溃感染应避开刮拭，不宜出痧。

K

昆仑

（定位）　属膀胱经，外踝与跟腱之间的凹陷处，平外踝高点。

（解剖）　组织层次为皮肤、皮下组织、跟腱前方的疏松结缔组织。布有腓肠神经、小隐静脉。

（主治）　腰骶部疼痛、足跟肿痛、头痛、头项强痛、落枕、坐骨神经痛及目眩等病症。

（操作）　直线刮法、重刮法、角刮法、点按揉法。

（注意）　刮拭下肢长轴应尽量拉长，关节及骨性部位突显处不可强力重刮。皮肤破溃感染应避开刮拭。急性骨关节创伤、挫伤之处不宜刮痧。下肢静脉曲张、水肿患者，应从下向上刮拭。

L

劳宫

（定位）　属心包经，在手掌心，当第2、3掌骨之间偏于第3掌骨，握拳屈指时，位于中指和无名指指尖处。

（解剖）　组织层次为皮肤、皮下组织、掌腱膜、指浅、深屈肌腱，布有正中神经、指掌侧总动脉。

（主治）　心痛、心悸、癫狂痫、口疮、口臭。

（操作）　重刮法、角刮法、点按揉法。

（注意）　皮下不明原因的包块、感染病灶、皮肤破溃、痣瘤等处应避开刮拭。急性骨关节创伤、挫伤之处不宜刮痧。

列缺

（定位）　属肺经，在前臂桡侧缘，桡骨茎突上方，腕横纹上1.5寸，肱桡肌与拇长展肌腱之间。

（解剖）　组织层次为皮肤、皮下组织、旋前方肌。布有前臂外侧神经、桡神经的分支，头静脉及桡动、静脉的分支。

（主治）　伤风外感、头痛项强、口眼歪斜等。

（操作）　轻刮法、直线刮法。

（注意）　皮下不明原因的包块、感染病灶、皮肤破溃、痣瘤等处应避开刮拭。急性骨关节创伤、挫伤之处不宜刮痧。

M 命门

（定位）　属督脉，位于第2、3腰椎棘突间。

（解剖）　组织层次为皮肤、皮下组织、棘上韧带、棘间韧带、弓间韧带。布有第2腰神经的分支及伴行的动静脉，棘突间的椎外静脉丛。

（主治）　虚损腰痛、遗尿、泄泻、遗精、阳痿、早泄、赤白带下、月经不调、无汗或少汗症等。

（操作）　轻刮法、点按揉法、直线刮法。

（注意）　术前做好皮肤清洁工作，涂抹刮痧介质，避免干刮，用力均匀，尽量拉长刮拭，不得跳跃、停顿。皮肤破溃感染不刮。

N 脑户

（定位）　属督脉，在头部，后发际正中直上2.5寸，枕外隆突的上缘凹陷中。

（解剖）　组织层次为皮肤、皮下组织、枕额肌枕腹之间。布有枕大神经的分支，枕动、静脉的分支。

（主治）　头痛、头晕、项强、癫狂病等。

（操作）　弧线刮法、梳刮法、轻刮法。

（注意）　无需涂抹刮痧介质。皮肤破溃感染应避开刮拭。忌重力、大力刮拭。

内关

（定位）　属心包经，在前臂掌侧，曲泽与大陵的连线上，腕横纹上2寸，掌长肌腱与桡侧腕屈肌腱之间。

（解剖）　组织层次为皮肤、皮下组织、掌长肌腱与桡侧腕屈肌腱、旋前方肌。布有前臂外侧皮神经分支，正中神经及其伴行的动、静脉，骨间前神经及动、静脉。

（主治）　心痛、心悸、胃痛、呕吐等。

（操作）　重刮法、角刮法、点按揉法。

（注意）　皮下不明原因的包块、感染病灶、皮肤破溃、痣瘤等处应避开刮拭。急性骨关节创伤、挫伤之处不宜刮痧。

内庭

（定位）　属胃经，在足部，第2、3趾间，趾蹼缘后方，赤白肉际处。

（解剖）　组织层次为皮肤、皮下组织、第2、3趾长伸肌腱与短伸肌腱间，第2、3趾骨头之间。

（主治）　牙痛、咽喉肿痛、鼻衄、热病、腹泻、便秘、痢疾、足背肿痛。

（操作）　角刮法、点按揉法。

（注意）　关节及骨性部位突显处不可强力重刮。皮肤破溃感染应避开刮拭。急性骨关节创伤、挫伤之处不宜刮痧。

O

P

脾俞

（定位）　属膀胱经，第11胸椎棘突下，旁开1.5寸。

（解剖）　组织层次为皮肤、皮下组织、背阔肌、下后锯肌、竖脊肌。布有第11、12的胸神经的分支及伴行的动、静脉。相应的肋间及肋下动、静脉的分支。

（主治）　腹胀、腹泻、呕吐、痢疾、便血等脾胃肠腑病证。

（操作）　重刮法、点按揉法、角刮法、直线刮法。

（注意）　术前做好皮肤清洁工作，涂抹刮痧介质，避免干刮，用力均匀，尽量拉长刮拭，不得跳跃、停顿。皮肤破溃感染不刮。

膀胱俞

（定位）属膀胱经，骶正中嵴（第2骶椎棘突下）旁开1.5寸，约平第2骶后孔。

（解剖）组织层次为皮肤、皮下组织、臀大肌、竖脊肌腱。布有臀中皮神经、臀下神经和相应的脊神经分支。

（主治）坐骨神经痛、膀胱炎、痢疾等病证。

（操作）重刮法、点按揉法、角刮法、直线刮法。

（注意）术前做好皮肤清洁工作，涂抹刮痧介质，避免干刮，用力均匀，尽量拉长刮拭，不得跳跃、停顿。皮肤破溃感染不刮。

魄户

（定位）属膀胱经，在脊柱区，第3胸椎棘突下，后正中线旁开3寸。

（解剖）组织层次为皮肤、皮下组织、斜方肌、菱形肌、上后锯肌、束脊肌。布有第3、4胸神经的分支及伴行的动、静脉。肩胛背神经及伴行的动、静脉。

（主治）咳嗽、气喘等肺系疾患以及肩背痛、项痛。

（操作）重刮法、点按揉法、角刮法、直线刮法。

（注意）术前做好皮肤清洁工作，涂抹刮痧介质，避免干刮，用力均匀，尽量拉长刮拭，不得跳跃、停顿。皮肤破溃感染不刮。

Q

缺盆

（定位）穴位于人体的锁骨上窝中央，距前正中线4寸。

（解剖）组织层次为皮肤、皮下组织、颈阔肌、锁骨与斜方肌之间、肩胛舌骨肌与锁骨下肌之间、臂丛。浅层有锁骨上中间神经，深层有颈横动、静脉。

（主治）咳嗽、气喘、咽喉肿痛。

（操作）揪痧法、点按揉法、角刮法。

（注意）术前做好皮肤清洁工作，涂抹刮痧介质，避免干刮，用力适中。皮肤破溃感染不刮。

期门

（定位）属肝经，在胸部，第6肋间隙，前正中线旁开4寸。

解剖 组织层次为皮肤、皮下组织、腹外斜肌、肋间外肌、肋间内肌。布有第6肋间神经的分支，胸腹壁静脉的属支。

主治 胸胁胀痛、乳痈、呕吐、吞酸、呕逆、腹胀、腹泻。

操作 弧线刮法、角刮法、轻刮法。

注意 关节及骨性部位突显处不可强力重刮。皮肤破溃感染应避开刮拭。乳头、乳晕处禁刮。

曲池

定位 属大肠经，屈肘成直角，当肘弯横纹尽头处；取穴时屈肘，于尺泽与肱骨外上髁连线的中点处取穴。

解剖 组织层次为皮肤、皮下组织、桡侧腕长伸肌和短伸肌、肱桡肌。布有桡神经、前臂后皮神经，头静脉的属支，桡侧动静脉的吻合支。

主治 半身不遂、肩痛、头痛、耳鸣等。具有清热解表，散风止痒，消肿止痛，调和气血，疏经通络的作用。

操作 角刮法、点按揉法。

注意 关节及骨性部位突显处不可强力重刮。皮肤破溃感染应避开刮拭。急性骨关节创伤、挫伤之处不宜刮痧。

气海

定位 属任脉，位于下腹部，前正中线上，当脐中下1.5寸。

解剖 组织层次为皮肤、皮下组织、腹白线、腹横筋膜。布有第11胸神经的分支，脐周静脉网。

主治 虚脱、形体羸瘦、脏气衰惫、乏力等气虚病证。

操作 边刮法、点按揉法、重刮法、直线刮法。

注意 空腹及饱腹时禁在腹部刮拭。孕妇腹部、月经期腹部、脐中禁止刮痧。胃下垂患者由下向上刮拭。

前顶

定位 属督脉，在头部，前发际正中直上3.5寸。

解剖 组织层次为皮肤、皮下组织、帽状腱膜。布有额神经，左右颞浅动、静脉和额动、静脉的吻合网。

主治 中风、偏瘫、头痛、眩晕、癫痫、鼻渊。

（操作）　弧线刮法、梳刮法、轻刮法。

（注意）　不需涂抹介质，不强求出痧，头皮破溃感染不刮。忌重力、大力刮拭。

四白

（定位）　属胃经，位于面部，双眼平视时，瞳孔正中直下，当眶下孔凹陷处。

（解剖）　组织层次为皮肤、皮下组织、眼轮匝肌、提上唇肌，浅层有眶下神经、面神经，深层有眶下动静脉的分支。

（主治）　近视、色盲、目赤肿痛等。

（操作）　点按揉法。

（注意）　术前做好皮肤清洁工作，涂抹刮痧介质，避免渗入眼睛，避免干刮、忌出痧，用力轻柔和缓，忌大力、重力。皮肤破溃感染不刮。

丝竹空

（定位）　属三焦经，在面部，眉梢凹陷中。

（解剖）　组织层次为皮肤、皮下组织、眼轮匝肌。布有眶上神经、颧面神经、面神经分支，颞浅动静脉的分支。

（主治）　头痛、眩晕、目赤肿痛、眼睑瞤动、癫痫。

（操作）　弧线线刮法、角刮法、轻刮法、点按揉法。

（注意）　清洁皮肤，涂抹刮痧介质，皮肤破溃感染应避开刮拭。不宜出痧。

四神聪

（定位）　经外奇穴，在头部，百会穴前后左右各旁开1寸，共4穴。

（解剖）　组织层次为皮肤、皮下组织、帽状腱膜、腱膜下疏松结缔组织。布有枕大神经、耳颞神经、眶上神经的分支，枕动、静脉，颞浅动、静脉的分支和眶上动、静脉的吻合网。

（主治）　失眠、健忘、癫狂痫、头晕、头痛、中风偏瘫。

（操作）弧线刮法、梳刮法、轻刮法。

（注意）无需涂抹介质，头皮破溃感染应避开刮拭，无需出痧。

神庭

（定位）属督脉，在头部，额前发际正中直上0.5寸。

（解剖）组织层次为皮肤、皮下组织、枕额肌、腱膜下疏松结缔组织。布有额神经的分支，额动、静脉的分支。

（主治）中风偏瘫、癫狂痫、头痛、目眩、失眠、惊悸、目赤肿痛、鼻渊、鼻衄。

（操作）弧线刮法、角刮法、轻刮法、梳刮法。

（注意）无需涂抹介质，头皮破溃感染应避开刮拭，无需出痧。

上星

（定位）属督脉。在头部，额前发际正中直上1寸。

（解剖）组织层次为皮肤、皮下组织、枕额肌、腱膜下疏松结缔组织。布有额神经的分支，额动、静脉的分支。

（主治）头痛、目痛、鼻渊、鼻衄、热病、疟疾、癫狂。

（操作）弧线刮法、角刮法、轻刮法、梳刮法。

（注意）无需涂抹介质，头皮破溃感染应避开刮拭，无需出痧。

肾俞

（定位）属膀胱经，在第2腰椎棘突旁开1.5寸处。

（解剖）组织层次为皮肤、皮下组织、背阔肌腱膜和胸腰筋膜浅层、竖脊肌。布有第2、3腰神经后支的皮支、肌支和伴行的动、静脉的分支。

（主治）腰痛、肾脏病、高血压病、低血压、耳鸣、精力减退等。

（操作）重刮法、点按揉法、角刮法、直线刮法。

（注意）术前做好皮肤清洁工作，涂抹刮痧介质，避免干刮，用力均匀，尽量拉长刮拭，不得跳跃、停顿。皮肤破溃感染不刮。

上巨虚

（定位）属胃经，在小腿外侧，犊鼻下6寸，犊鼻与解溪的连线上。

(解剖) 组织层次为皮肤、皮下组织、胫骨前肌、趾长伸肌、胫骨后肌。

(主治) 腹痛、腹泻、肠鸣、便秘等胃肠疾患以及下肢痿痹。

(操作) 直线刮法、角刮法、重刮法、点按揉法。

(注意) 关节及骨性部位突显处不可强力重刮。皮肤破溃感染应避开刮拭。急性骨关节创伤、挫伤之处不宜刮痧。

三焦俞

(定位) 属膀胱经，位于第1腰椎棘突下，旁开1.5寸。

(解剖) 组织层次为皮肤、皮下组织、背阔肌腱膜和胸腰筋膜浅层、竖脊肌。布有第1、2的腰神经的分支及伴行的动、静脉。

(主治) 肠鸣、腹胀、腹泻、水肿等脾胃疾患、腰背强痛、肾炎、尿潴留、胃炎、胃痉挛。

(操作) 重刮法、点按揉法、角刮法、直线刮法。

(注意) 术前做好皮肤清洁工作，涂抹刮痧介质，避免干刮，用力均匀，尽量拉长刮拭，不得跳跃、停顿。皮肤破溃感染不刮。

上脘

(定位) 属任脉，在上腹部，前正中线上，脐上5寸处。

(解剖) 组织层次为皮肤、皮下组织、腹白线、腹横筋膜。布有第7胸神经的分支，腹壁浅静脉的分支。

(主治) 胃炎、胃痉挛、胃溃疡、胃下垂、呃逆、反胃、呕吐、癫狂、咳嗽痰多、黄疸、胃痛。

(操作) 边刮法、点按揉法、重刮法、直线刮法。

(注意) 空腹及饱腹禁在腹部刮拭。孕妇腹部、月经期腹部、脐中禁止刮痧。胃下垂患者由下向上刮拭。

水分

(定位) 属任脉，在上腹部，前正中线上，当脐中上1寸。

(解剖) 组织层次为皮肤、皮下组织、腹白线、腹横筋膜。布有第9胸神经的分支，腹壁浅静脉的分支。

(主治) 水肿、小便不通、腹泻、腹痛、反胃、吐食。

(操作) 边刮法、点按揉法、轻刮法、直线刮法。

注意 空腹及饱腹禁在腹部刮拭。孕妇腹部、月经期腹部、脐中禁止刮痧。胃下垂患者由下向上刮拭。

神门

定位 属心经，在腕横纹尺侧端，尺侧腕屈肌腱的桡侧凹陷处。

解剖 组织层次为皮肤、皮下组织、尺侧腕屈肌腱。布有前臂内侧皮神经，尺神经及其动、静脉。

主治 心烦、惊悸、怔忡、健忘、失眠、癫狂痫、胸胁痛等疾病。

操作 轻刮法、角刮法、点按揉法、直线刮法。

注意 皮下不明原因的包块、感染病灶、皮肤破溃、痣瘤等处应避开刮拭。急性骨关节创伤、挫伤之处不宜刮痧。

手三里

定位 属大肠经，在前臂背面桡侧，阳溪与曲池穴连线上，肘横纹下2寸处。

解剖 组织层次为皮肤、皮下组织、桡侧腕长伸肌和腕短伸肌、旋后肌。布有前臂外侧皮神经、前臂后皮神经、桡神经，桡侧动、静脉的分支。

主治 偏瘫、手臂麻痛、肘挛不伸、腰痛不伸等。

操作 轻刮法、重刮法、点按揉法、直线刮法。

注意 皮下不明原因的包块、感染病灶、皮肤破溃、痣瘤等处应避开刮拭。急性骨关节创伤、挫伤之处不宜刮痧。

三阴交

定位 属脾经，内踝直上3寸，胫骨内侧面后缘。

解剖 组织层次为皮肤、皮下组织、趾长屈肌、胫骨后肌、姆长屈肌。布有隐神经的分支、胫神经，大隐静脉的属支、胫后动静脉。

主治 腹胀肠鸣、大便泄泻、月经不调、崩漏带下、痛经闭经、小便不利、神经衰弱、肾虚阳痿、失眠健忘、精力不足、容易疲劳等病症。

操作 直线刮法、重刮法、轻刮法、点按揉法。

注意 刮拭下肢长轴应尽量拉长，关节及骨性部位突显处不可强力重刮。皮肤破溃感染应避开刮拭。急性骨关节创伤、挫伤之处不宜刮痧。下肢静脉曲张、水肿患者，刮痧时应从下向上刮拭。

商丘

定位　属脾经，足内踝前下方，舟骨粗隆与内踝尖连线中点的凹陷中。

解剖　组织层次为皮肤、皮下组织、三角韧带。布有隐神经、大隐静脉、内踝前动、静脉的分支。

主治　腹胀、腹泻、便秘等胃肠道疾病，癫狂、倦怠嗜卧等神志病，足踝痛。

操作　直线刮法、重刮法、轻刮法、点按揉法。

注意　刮拭下肢长轴应尽量拉长，关节及骨性部位突显处不可强力重刮。皮肤破溃感染应避开刮拭。急性骨关节创伤、挫伤之处不宜刮痧。下肢静脉曲张、水肿患者，刮痧时应从下向上刮拭。

申脉

定位　属膀胱经，外踝正下方凹陷中。

解剖　组织层次为皮肤、皮下组织、腓骨长肌腱、腓骨短肌腱、距跟外侧韧带。布有腓肠神经分支、小隐静脉、外踝前动、静脉。

主治　头痛、失眠及腰腿痛。

操作　角刮法、轻刮法、点按揉法。

注意　关节及骨性部位突显处不可强力重刮。皮肤破溃感染应避开刮拭。急性骨关节创伤、挫伤之处不宜刮痧。

上廉

定位　属大肠经，在前臂，肘横纹下3寸，阳溪与曲池的连线上。

解剖　组织层次为皮肤、皮下组织桡侧腕长伸肌腱、桡侧腕短伸肌、旋后肌。布有前臂外侧皮神经、前臂后皮神经、桡神经的分支，及伴行的动、静脉。

主治　肘臂痛、手臂麻木、半身不遂、牙痛、腹胀、腹痛。

操作　直线刮法、角刮法、轻刮法、点按揉法。

T

太阳

（定位）属经外奇穴，位于眉梢与外眼角之间，约向后移一横指凹陷处。

（解剖）最外层为耳前肌，其下为颞筋膜，其下为颞肌，神经血管分布：布有颧神经的分支颧面神经，面神经的颧支和颞支，下颌神经的颞神经，颞浅动脉、静脉的分支或属支。

（主治）头痛头晕、偏头痛、神经衰弱、感冒、视物不清、口眼歪斜等病症。

（操作）弧线刮法、边刮法、平推法、点按揉法。

（注意）术前做好皮肤清洁工作，涂抹刮痧介质，避免干刮、忌出痧；用力轻柔和缓，忌大力、重力；皮肤破溃感染不刮。

膻中

（定位）属任脉，在胸部前正中线上，平第4肋间，两乳头连线之中点。

（解剖）组织层次为皮肤、皮下组织、胸骨。布有第4肋间神经的分支，胸廓内动、静脉的分支。

（主治）胸痹心痛、腹部疼痛、心悸、心烦、呼吸困难、呃逆、咳嗽、气喘、咯唾脓血；产妇缺乳症、乳腺炎。

（操作）轻刮法、边刮法。

（注意）刮拭胸部正中线时用力应轻柔。刮拭肋间隙时可用刮板棱角沿两肋间隙刮拭，用力不宜过大。皮肤破溃感染不刮。乳头、乳晕禁止刮拭。

头临泣

（定位）属胆经，在头部，当瞳孔直上前发际0.5寸，神庭与头维连线的中点处。

（解剖）组织层次为皮肤、皮下组织、额肌。布有眶上神经和眶上动、静脉。

（主治）　头痛、目痛、目翳、鼻渊等头面五官病症、癫痫、小儿惊痫。

（操作）　弧线刮法、梳刮法、轻刮法、点按揉法、角刮法。

（注意）　无需涂抹刮痧介质。皮肤破溃感染应避开刮拭。忌重力、大力刮拭。

通天

（定位）　属膀胱经，在头部，前发际正中直上4寸，旁开1.5寸。

（解剖）　组织层次为皮肤、皮下组织、帽状腱膜。布有眶上神经、枕大神经、耳颞神经、眶上动、静脉和枕动、静脉等。

（主治）　头痛、眩晕、鼻塞、鼻衄、鼻渊。

（操作）　弧线刮法、梳刮法、轻刮法。

（注意）　无需涂抹刮痧介质。皮肤破溃感染应避开刮拭。忌重力、大力刮拭。

天柱

（定位）　属膀胱经，在颈后区，横平第2颈椎棘突上际，斜方肌外缘凹陷中。

（解剖）　组织层次为皮肤、皮下组织、斜方肌、头夹肌、半棘肌。布有第3颈神经的分支，皮下静脉。

（主治）　头痛、眩晕、项僵、肩背痛、目赤肿痛、目视不明、鼻塞。

（操作）　弧线刮法、梳刮法、轻刮法。

（注意）　无需涂抹刮痧介质。皮肤破溃感染应避开刮拭。忌重力、大力刮拭。

听宫

（定位）　属小肠经，在面部，耳屏前方，下颌骨髁状突的后方，张口有凹陷处。

（解剖）　组织层次为皮肤、皮下组织、外耳道软骨。布有耳颞神经，颞浅动、静脉的分支。

（主治）　耳鸣、耳聋等耳疾，齿痛、面痛、癫狂病等。

（操作）　角刮法、轻刮法、点按揉法。

注意 涂抹刮痧介质。皮肤破溃感染应避开刮拭。忌重力、大力刮拭。

天宗

定位 属小肠经，在肩胛区，肩胛冈中点与肩胛骨下角连线上1/3与下2/3交点凹陷处。

解剖 组织层次为皮肤、皮下组织、斜方肌、冈下肌。布有第4胸神经的分支及伴行动、静脉。

主治 肩胛部疼痛、肩关节周围炎、肩背部损伤、慢性支气管炎。

操作 重刮法、点按揉法、角刮法、直线刮法。

注意 术前做好皮肤清洁工作，涂抹刮痧介质，避免干刮，用力均匀，尽量拉长刮拭，不得跳跃、停顿；皮肤破溃感染不刮。

天突

定位 属任脉，在颈部前正中线上，胸骨上窝中央。

解剖 组织层次为皮肤、皮下组织、左右胸锁乳突肌肌腱之间、胸骨柄颈静脉切迹上方、左右胸骨甲状肌、气管前间隙。布有锁骨上神经。

主治 气喘、咳嗽、暴喑、咽喉肿痛、呕逆、支气管哮喘、支气管炎、咽喉炎、甲状腺肿大、食道炎等。

操作 揪痧法、轻刮法。

注意 忌重力按压，皮肤破溃处禁刮。

太冲

定位 属肝经，在足背，第1、2跖骨间，跖骨底结合部前方凹陷处。

解剖 在拇长伸肌腱外缘；有足背静脉网，第一跖背侧动脉；布有腓深神经的跖背侧神经，深层为胫神经足底内侧神经。

主治 头痛、目眩、耳鸣、目赤肿痛；痛经、闭经、崩漏、带下、月经不调；胁痛、腹胀、呕逆、黄疸；癃闭、遗尿；下肢痿痹、足跗肿痛；中风、癫狂痫。

操作 角刮法、轻刮法、点按揉法。

注意 关节及骨性部位突显处不可强力重刮。皮肤破溃感染应避开刮拭。急性骨关节创伤、挫伤之处不宜刮痧。

天枢

定位　属胃经，横平脐中，前正中线旁开2寸。

解剖　组织层次为皮肤、皮下组织、腹直肌鞘前壁、腹直肌、腹直肌鞘后壁。布有第9、10、11胸神经的分支，脐周静脉网。

主治　腹痛、腹胀、便秘、腹泻、痢疾等胃肠病；月经不调、痛经等妇科疾患。

操作　轻刮法、直线刮法、角刮法。

注意　空腹及饱腹禁在腹部刮拭。孕妇腹部、月经期腹部、脐中禁止刮痧。胃下垂患者由下向上刮拭。

天井

定位　属三焦经，在臂外侧，屈肘时当肘尖直上1寸凹陷处。

解剖　组织层次为皮肤、皮下组织、肱三头肌。布有臂后皮神经、桡神经分支，肘关节动、静脉网。

主治　手背无力、偏头痛、耳聋、胸胁痛、瘰疬。

操作　轻刮法、点按揉法、直线刮法。

注意　皮下不明原因的包块、感染病灶、皮肤破溃、痣瘤等处应避开刮拭。急性骨关节创伤、挫伤之处不宜刮痧。

太溪

定位　属肾经，内踝高点与跟腱之间的凹陷中。

解剖　组织层次为皮肤、皮下组织、拇长屈肌。布有隐神经的分支、胫神经，大隐静脉的属支，胫后动、静脉。

主治　月经不调、遗精阳痿、小便不利、咽喉肿痛、牙痛、耳鸣、耳聋、失眠、咳嗽、气短、腰痛、足跟痛等疾病。

操作　角刮法、轻刮法、点按揉法。

注意　关节及骨性部位突显处不可强力重刮。皮肤破溃感染应避开刮拭。急性骨关节创伤、挫伤之处不宜刮痧。

头维

定位　属胃经，在头部，额角发际直上0.5寸，头正中线旁开

4.5寸。

（解剖）　组织层次为皮肤、皮下组织帽状腱膜、腱膜下疏松结缔组织、颅骨外膜。布有耳颞神经的分支、面神经的分支，颞浅动、静脉的分支。

（主治）　头痛、眩晕、目痛、迎风流泪、视物模糊。

（操作）　弧线刮法、梳刮法、轻刮法。

（注意）　无需涂抹介质，头皮破溃、肿物，不宜刮痧；无需出痧。

U

V

W

五处

（定位）　属膀胱经，在头部，前发际正中直上1寸，旁开1.5寸。

（解剖）　组织层次为皮肤、皮下组织、枕额肌额腹。布有滑车上神经，滑车上动、静脉。

（主治）　头晕、目眩、目视不明、癫痫。

（操作）　弧线刮法、梳刮法、轻刮法。

（注意）　无需涂抹刮痧介质。皮肤破溃感染应避开刮拭。忌重力、大力刮拭。

胃俞

（定位）　属膀胱经，第12胸椎棘突下，后正中线旁开1.5寸。

（解剖）　组织层次为皮肤、皮下组织、背阔肌腱膜和胸腰筋膜浅层、竖脊肌。布有第12胸神经和第1腰神经的分支及相应的动、静脉。

（主治）　消化系统疾病，如胃溃疡、胃炎、胃痉挛、呕吐、恶心等。

（操作）　重刮法、点按揉法、角刮法、直线刮法。

（注意）　术前做好皮肤清洁工作，涂抹刮痧介质，避免干刮，用力均匀，尽量拉长刮拭，不得跳跃、停顿。皮肤破溃感染不刮。

外关

（定位）　属三焦经，位于腕背侧远端横纹上2寸，尺骨与桡骨间隙的中点。

（解剖）　组织层次为皮肤、皮下组织、小指伸肌、拇长伸肌、示指伸肌。布有前臂后皮神经，骨间后神经及动、静脉。

（主治）　头痛、偏头痛、颊痛、目赤肿痛、耳鸣、耳聋等头面五官疾患。

（操作）　重刮法、角刮法、点按揉法。

（注意）　皮下不明原因的包块、感染病灶、皮肤破溃、痣瘤等处应避开刮拭。急性骨关节创伤、挫伤之处不宜刮痧。

委中

（定位）　属膀胱经，在腘窝横纹正中线处。

（解剖）　组织层次为皮肤、皮下组织、腓肠肌内外侧头。布有股后皮神经、胫神经，腘动、静脉。

（主治）　腰背疼痛、屈伸不利、项强、腰肌劳损、下肢瘫痪、半身不遂、膝关节炎、小便不利等病症。

（操作）　直线刮法、重刮法、轻刮法、点按揉法、拍痧法。

（注意）　刮拭下肢长轴应尽量拉长，关节及骨性部位突显处不可强力重刮。皮肤破溃感染应避开刮拭。急性骨关节创伤、挫伤之处不宜刮痧。下肢静脉曲张、水肿患者，刮痧时应从下向上刮拭。

X 下关

（定位）　属胃经，在面部，颧弓下缘中央与下颌切迹之间的凹陷中。

（解剖）　组织层次为皮肤、皮下组织、腮腺、咬肌与颞骨颧突之间、翼外肌。布有耳颞神经、面神经的分支、下牙槽神经，面动、静脉的分支，上颌动、静脉。

（主治）　下颌关节疼痛、齿痛、口眼歪斜、耳鸣、耳聋。

（操作）　角刮法、轻刮法、点按揉法。

涂抹刮痧介质，皮肤破溃感染应避开刮拭，忌重力刮拭。

心俞

(定位) 属膀胱经，第5胸椎棘突下，后正中线旁开1.5寸。

(解剖) 组织层次为皮肤、皮下组织、斜方肌、菱形肌下缘、竖脊肌。布有第5、6的胸神经的分支及伴行的动、静脉，以及相应的肋间后动、静脉的分支。

(主治) 心痛、惊悸、失眠、健忘、癫痫等心与神志病变，以及咳嗽、吐血。

(操作) 重刮法、点按揉法、角刮法、直线刮法。

(注意) 术前做好皮肤清洁工作，涂抹刮痧介质，避免干刮，用力均匀，尽量拉长刮拭，不得跳跃、停顿。皮肤破溃感染处不刮。

小肠俞

(定位) 属膀胱经，骶正中嵴（第1骶椎棘突下）旁开1.5寸，约平第1骶后孔。

(解剖) 组织层次为皮肤、皮下组织、臀大肌内侧缘、竖脊肌腱。布有臀中皮神经及臀下神经后支的属支，和相应的脊神经后支的肌支。

(主治) 泌尿生殖系统疾患，以及腹泻、痢疾、腰骶痛。

(操作) 重刮法、点按揉法、角刮法、直线刮法。

(注意) 术前做好皮肤清洁工作，涂抹刮痧介质，避免干刮，用力均匀，尽量拉长刮拭，不得跳跃、停顿。皮肤破溃感染处不刮。

下脘

(定位) 属任脉，在上腹部，前正中线上，脐上2寸。

(解剖) 组织层次为皮肤、皮下组织、腹白线、腹横筋膜。布有第9胸神经的分支，腹壁浅静脉的分支。

(主治) 脘痛、腹胀、呕吐、呃逆、食谷不化、肠鸣、泄泻、痞块、虚肿。

(操作) 边刮法、点按揉法、重刮法、直线刮法。

(注意) 空腹及饱腹禁在腹部刮拭。孕妇腹部、月经期腹部、脐中禁止刮痧。胃下垂患者由下向上刮拭。

血海

定位　属脾经，在股前区，髌底内侧端上2寸，股内侧肌隆起处。

解剖　组织层次为皮肤、皮下组织、股内侧肌。布有股神经前皮支、大隐静脉属支，股动、静脉的分支。

主治　痛经、闭经、崩漏等月经病，以及瘾疹、湿疹、丹毒等皮肤病。

操作　直线刮法、重刮法、点按揉法、角刮法。

注意　刮拭下肢长轴应尽量拉长，皮肤破溃感染应避开刮拭。急性骨关节创伤、挫伤之处不宜刮痧。

悬钟

定位　属胆经，在外踝高点上3寸，腓骨后缘。

解剖　组织层次为皮肤、皮下组织、趾长伸肌。布有腓肠外侧皮神经，腓神经的分支，腓动、静脉。

主治　半身不遂、颈项强痛、胸腹胀满、胁肋痛、下肢痿痹、脚气等。

操作　直线刮法、重刮法、轻刮法、点按揉法、角刮法。

注意　刮拭下肢长轴应尽量拉长，关节及骨性部位突显处不可强力重刮。皮肤破溃感染应避开刮拭。急性骨关节创伤、挫伤之处不宜刮痧。下肢静脉曲张、水肿患者，应从下向上刮拭。

下廉

定位　属大肠经，在前臂，肘横纹下4寸，阳溪与曲池的连线上。

解剖　组织层次为皮肤、皮下组织、肱桡肌、桡侧腕短伸肌、旋后肌。布有前臂外侧皮神经、桡神经的分支。

主治　肘臂痛、头痛、眩晕、腹胀、腹痛。

操作　直线刮法、角刮法、轻刮法、点按揉法。

注意　关节及骨性部位突显处不可强力重刮。皮肤破溃感染应避开刮拭。急性骨关节创伤、挫伤之处不宜刮痧。

行间

定位　属肝经，在足趾背，第1、2趾间，趾蹼缘后方赤白肉际处。

（解剖）　组织层次为皮肤、皮下组织。布有腓深神经的分支，趾背动、静脉。

（主治）　中风、癫痫、头痛、目痛、痛经、闭经、月经不调、遗尿、癃闭、五淋、胸胁满痛、足跗肿痛。

（操作）　角刮法、轻刮法、点按揉法。

（注意）　关节及骨性部位突显处不可强力重刮。皮肤破溃感染应避开刮拭。急性骨关节创伤、挫伤之处不宜刮痧。

郄门

（定位）　属心包经，在前臂，腕掌侧远端横纹上5寸，掌长肌腱与桡侧腕屈肌腱之间。

（解剖）　组织层次为皮肤、皮下组织、指浅屈肌、指深屈肌。

（主治）　心痛、心悸、心烦、胸痛、咯血、呕血、衄血、癫痫。

（操作）　直线刮法、角刮法、轻刮法、点按揉法。

（注意）　关节及骨性部位突显处不可强力重刮。皮肤破溃感染应避开刮拭。急性骨关节创伤、挫伤之处不宜刮痧。

Y

印堂

（定位）　属督脉，位于面部，两眉头连线的中点处。

（解剖）　组织层次为皮肤、皮下组织、降眉间肌，布有滑车上神经，眼动脉的分支。

（主治）　前头痛、目眩、眼疾、感冒、精神疲乏、失眠、鼻炎、高血压病等。

（操作）　轻刮法、平推法、扯痧法。

（注意）　术前做好皮肤清洁工作，涂抹刮痧介质，避免干刮，忌出痧，用力轻柔和缓，忌大力、重力。皮肤破溃感染处不刮。

鱼腰

（定位）　属经外奇穴，在头部，当瞳孔直上眉毛中。

（解剖）　组织层次为皮肤、皮下组织、眼轮匝肌、枕额肌额腹。布有眶上神经和面神经的分支，眶上动、静脉的分支。

（主治）　目赤肿痛、目翳、近视、弱视等，眼睑眴动、眼睑下垂等。

（操作）直线刮法、轻刮法、点按揉法、角刮法。

（注意）无需涂抹刮痧介质。皮肤破溃感染应避开刮拭。忌重力、大力刮拭。

迎香

（定位）属大肠经，位于鼻翼外缘中点旁，鼻唇沟内。

（解剖）组织层次为皮肤、皮下组织、提上唇肌，浅层有眶下神经，深层有面动静脉的分支。

（主治）感冒、鼻炎、鼻塞、嗅觉不灵、口眼歪斜等病症。

（操作）角刮法、点按揉法。

（注意）术前做好皮肤清洁工作，涂抹刮痧介质，避免干刮，忌出痧，用力轻柔和缓，忌大力、重力。皮肤破溃感染处不刮。

阳白

（定位）属胆经，在面部瞳孔直上，眉上1寸处。

（解剖）组织层次为皮肤、皮下组织、额肌，浅层有眶上神经的分支，眶上动静脉的分支。

（主治）三叉神经痛、眼睛疲劳。

（操作）轻刮法、平推法。

（注意）术前做好皮肤清洁工作，涂抹刮痧介质，避免干刮，忌出痧；用力轻柔和缓，忌大力、重力。皮肤破溃感染处不刮。

哑门

（定位）属督脉，位于项部，当后发际正中直上0.5寸，第1颈椎下。

（解剖）最外层为斜方肌，浅层有第3枕神经和皮下静脉。深层有第2、3颈神经后支的分支，椎外（后）静脉丛，枕动、静脉的分支或属支。

（主治）头重、头痛、顽固性头痛、失眠、精神烦躁、鼻出血、呕吐不止、癫痫、瘫痪等。

（操作）弧线刮法、梳刮法、角刮法、点按揉法。

（注意）不需涂抹介质，不强求出痧，头皮破溃感染处不刮。

翳风

(定位) 属三焦经，位于头部侧面，耳朵下方耳垂后遮盖之处，当耳后乳突与下颌角之间的凹陷处。

(解剖) 组织层次为皮肤、皮下组织、腮腺，浅层有耳大神经、颈外静脉。深层有颈外动脉的分支，耳后动脉、面神经。

(主治) 耳鸣、耳聋，头痛、牙痛，口眼歪斜、面部神经麻痹。

(操作) 角刮法、点按揉法。

(注意) 术前做好皮肤清洁工作，涂抹刮痧介质，避免干刮，忌出痧；用力轻柔和缓，忌大力、重力。皮肤破溃感染处不刮。

腰阳关

(定位) 属督脉，在脊柱区，第4腰椎棘突下凹陷中，后正中线上，约与髂脊相平。

(解剖) 组织层次为皮肤、皮下组织、棘上韧带、棘间韧带、弓间韧带。布有第4腰神经的分支及伴行的动静脉，棘突间的椎外静脉丛。

(主治) 腰骶部病变、坐骨神经痛、腰骶疼痛、下肢痿痹；盆腔炎、月经不调、赤白带下等妇科病证；遗精、阳痿等男科病证。

(操作) 轻刮法、点按揉法、角刮法、直线刮法。

(注意) 术前做好皮肤清洁工作，涂抹刮痧介质，避免干刮，用力均匀，尽量拉长刮拭，不得跳跃、停顿。皮肤破溃感染处不刮。

云门

(定位) 属肺经，在胸部，锁骨下窝凹陷中，肩胛骨喙突内缘，前正中线旁开6寸。

(解剖) 组织层次为皮肤、皮下组织、三角肌、锁胸筋膜、喙锁韧带。布有锁骨上中神经，胸内、外侧神经的分支，头静脉。

(主治) 咳嗽、气短、喘不得息、四肢逆冷等。

(操作) 弧线刮法、轻刮法、点按揉法。

(注意) 刮拭胸部正中线时用力应轻柔。刮拭肋间隙时可用刮板棱角沿两肋间隙刮拭，用力不宜过大。皮肤破溃感染处不刮。乳头、乳晕处禁止刮拭。

鱼际

(定位)　属肺经，在掌指关节后凹陷处，约第1掌骨中点桡侧赤白肉际处。

(解剖)　组织层次为皮肤、皮下组织、拇短展肌、拇对掌肌、拇短屈肌。布有正中神经及桡神经的分支。

(主治)　咳嗽、气喘、咯血、胸痛、发热、咽喉肿痛、失音等肺系热性病症。

(操作)　重刮法、角刮法、点按揉法、直线刮法。

(注意)　皮下不明原因的包块、感染病灶、皮肤破溃、痣瘤等处应避开刮拭。急性骨关节创伤、挫伤之处不宜刮痧。

阴廉

(定位)　属肝经，在股前区，耻骨联合下2寸。

(解剖)　组织层次为皮肤、皮下组织、长收肌、短收肌、大收肌。布有股神经的分支、闭孔神经的分支，大隐静脉，旋股内侧动静脉的分支。

(主治)　月经不调、带下、少腹疼痛。

(操作)　直线刮法、重刮法、点按揉法。

(注意)　刮拭时尽量拉长距离，骨性部位突显处不可强力重刮。皮肤破溃感染应避开刮拭。急性骨关节创伤、挫伤之处不宜刮痧。

阴陵泉

(定位)　属脾经，在小腿内侧，胫骨内侧踝后下方凹陷处。

(解剖)　组织层次为皮肤、皮下组织、腓肠肌内侧头。布有隐神经的分支、大隐静脉。

(主治)　膝关节疼痛、眩晕、腹水、腹痛、食欲不振、腰腿痛、尿闭、尿失禁、遗精、阳痿、月经不调、痛经、附件炎等。

(操作)　直线刮法、重刮法、轻刮法、点按揉法。

(注意)　刮拭下肢长轴应尽量拉长，关节及骨性部位突显处不可强力重刮。皮肤破溃感染应避开刮拭。急性骨关节创伤、挫伤之处不宜刮痧。下肢静脉曲张、水肿患者，刮痧时应从下向上刮拭。

阳陵泉

(定位) 属胆经，膝外侧下方，腓骨小头前下方凹陷处。

(解剖) 组织层次为皮肤、皮下组织、腓骨肠肌、趾长伸肌。布有腓肠外侧皮神经，腓总神经分支，胫前返动、静脉。

(主治) 耳鸣耳聋、胸肋胀痛、半身不遂、下肢疼痛或麻木、膝关节炎；胆囊炎、口苦、呕吐等病症。

(操作) 直线刮法、重刮法、角刮法、点压按揉法。

(注意) 刮拭下肢长轴应尽量拉长，关节及骨性部位突显处不可强力重刮。皮肤破溃感染应避开刮拭。急性骨关节创伤、挫伤之处不宜刮痧。下肢静脉曲张、水肿患者，刮痧时应从下向上刮拭。

殷门

(定位) 属膀胱经，承扶穴与委中穴连线之间，承扶穴下6寸。

(解剖) 组织层次为皮肤、皮下组织、股二头肌长头及半腱肌。

(主治) 腰脊疼痛、下肢瘫痪、下肢麻木不仁等病症。

(操作) 直线刮法、重刮法、轻刮法、点按揉法。

(注意) 刮拭下肢长轴应尽量拉长，关节及骨性部位突显处不可强力重刮。皮肤破溃感染应避开刮拭。急性骨关节创伤、挫伤之处不宜刮痧。

涌泉

(定位) 属肾经，足底前1/3与后2/3交界处。

(解剖) 组织层次为皮肤、皮下组织、足底腱膜、第2蚓状肌。布有足底内侧神经的分支，第2趾足底总神经及其总动、静脉。

(主治) 头目昏花、失眠、头项痛、足心热、中风、下肢瘫痪、目涩、咽干等病症。

(操作) 直线刮法、重刮法、角刮法、点按揉法。

(注意) 关节及骨性部位突显处不可强力重刮。皮肤破溃感染应避开刮拭。急性骨关节创伤、挫伤之处不宜刮痧。

Z

志室

(定位) 属膀胱经，位于第2腰椎棘突下，旁开3寸。

（解剖）　组织层次为皮肤、皮下组织、背阔肌腱膜、竖脊肌、腰方肌。布有第1、2的腰神经的分支及伴行的动、静脉，和相应的腰背动、静脉分支。

（主治）　遗精、阳痿等肾虚病证。

（操作）　重刮法、点按揉法、角刮法、直线刮法。

（注意）　术前做好皮肤清洁工作，涂抹刮痧介质，避免干刮，用力均匀，尽量拉长刮拭，不得跳跃、停顿。皮肤破溃感染处不刮。

中脘

（定义）　属任脉，在上腹部，前正中线上，脐上4寸。

（解剖）　组织层次为皮肤、皮下组织、腹白线、腹横筋膜。布有第8胸神经的分支，腹壁浅静脉的分支。

（主治）　消化系统疾病，如腹胀、腹泻、腹痛、肠鸣、吞酸、呕吐、便秘、黄疸；以及目眩、耳鸣、精力不济、神经衰弱、痤疮。

（操作）　边刮法、点按揉法、轻刮法、直线刮法。

（注意）　空腹及饱腹禁在腹部刮拭。孕妇腹部、月经期腹部、脐中禁止刮痧。胃下垂患者由下向上刮拭。

中极

（定位）　属任脉，在下腹部前正中线，脐下4寸。

（解剖）　组织层次为皮肤、皮下组织、腹白线或腹直肌、腹横筋膜。布有髂腹下神经的分支，腹壁浅动、静脉的分支。

（主治）　小便不利、遗溺不禁、阳痿、痛经、带下、崩漏等。

（操作）　边刮法、点按揉法、重刮法、直线刮法。

（注意）　空腹及饱腹禁在腹部刮拭。孕妇腹部、月经期腹部、脐中禁止刮痧。胃下垂患者由下向上刮拭。

支沟

（定位）　属三焦经，在前臂背侧，腕背横纹上3寸。

（解剖）　组织层次为皮肤、皮下组织、小指伸肌、拇长伸肌。布有前臂后皮神经，骨间后神经及动、静脉。

（主治）　头痛、耳鸣、目赤、咽肿痛、缠腰火丹、丹毒。

（操作） 重刮法、角刮法、点按揉法。

（注意） 皮下不明原因的包块、感染病灶、皮肤破溃、痣瘤等处应避开刮拭。急性骨关节创伤、挫伤之处不宜刮痧。

中府

（定位） 属肺经，在胸部，横平第一肋间隙，锁骨下窝外侧，前正中线旁开6寸。

（解剖） 组织层次为皮肤、皮下组织、胸大肌、胸小肌、喙锁韧带。布有锁骨上中神经，第1肋间神经的分支，头静脉。

（主治） 咳嗽、气短、胸痛、肩背痛等。

（操作） 弧线刮法、轻刮法、点按揉法。

（注意） 刮拭胸部正中线时用力应轻柔。刮拭肋间隙时可用刮板棱角沿两肋间隙刮拭，用力不宜过大。皮肤破溃感染处不刮。乳头、乳晕处禁止刮拭。

足三里

（定位） 属胃经，外膝眼下3寸，胫骨前嵴外侧一横指处。

（解剖） 组织层次为皮肤、皮下组织、胫骨前肌，胫骨后肌。布有腓肠外侧皮神经，胫前动、静脉的分支。

（主治） 肠胃功能低下、久病体弱、胃痛腹痛、消化不良、便秘、腹泻、呕吐、肠鸣，高血压病、失眠、半身不遂等病症。

（操作） 直线刮法、重刮法、轻刮法、点按揉法。

（注意） 刮拭下肢长轴应尽量拉长，关节及骨性部位突显处不可强力重刮。皮肤破溃感染应避开刮拭。急性骨关节创伤、挫伤之处不宜刮痧。下肢静脉曲张、水肿患者，刮痧时应从下向上刮拭。

秩边

（定位） 属膀胱经，在骶后区，横平第4骶后孔，后正中线旁开3寸。

（解剖） 组织层次为皮肤、皮下组织、臀大肌、臀中肌、臀小肌。布有臀中皮神经、臀下皮神经，臀上、下动脉及静脉。

（主治） 下肢痿痹、腰腿疼痛、痔疮、阴痛。

（操作） 直线刮法、重刮法、轻刮法、点按揉法。

（注意） 刮拭下肢长轴应尽量拉长，关节及骨性部位突显处不可强力重刮。皮肤破溃感染应避开刮拭。急性骨关节创伤、挫伤之处不宜刮痧。

照海

（定位） 属肾经，在踝区，内踝尖下1寸，内踝下缘凹陷中。

（解剖） 组织层次为皮肤、皮下组织、胫骨后肌腱。布有隐神经的分支、大隐静脉的属支，跗内侧动、静脉的分支。

（主治） 痛经、月经不调、阴痒带下；尿频、癃闭、咽痛、目痛、痫病、失眠。

（操作） 角刮法、轻刮法、点按揉法。

（注意） 关节及骨性部位突显处不可强力重刮。皮肤破溃感染应避开刮拭。急性骨关节创伤、挫伤之处不宜刮痧。

参考文献

[1] 杨金生，王莹莹，赵美丽等. "痧"的基本概念与刮痧的历史沿革[J]. 中国中医基础医学杂志，2007，13（2）：104-106.

[2] 罗列娜. 刮痧疗法的研究进展[J]. 中医药导报，2008，14（4）：84-85.

[3] 郭志邃. 痧胀玉衡[M]. 卷上. 清康熙十四年乙卯刻本.

[4] 王凯. 痧症全书. 论痧[M]. 清同治三年甲子重刻本.

[5] 马王堆汉墓帛书整理小组编. 五十二病方[M]. 北京：文物出版社，1979. 40, 42, 61-62.

[6] 明岚. 刮痧法探源[J]. 中华医史杂志，2004，34（3）：152.

[7] 李戈. 图解刮痧疗法[M]. 北京：化学工业出版社，2016.

[8] 刘家瑞. 对症刮痧分步图解[M]. 福州：福建科学技术出版社，2010.

[9] 齐凤军. 全息诊疗学[M]. 武汉：湖北科学技术出版社，2009.

[10] 蔡旺盛. 刮痧治疗感冒发热100例疗效观察[J]. 中国社区医师，2005，21（15）：36.

[11] NielsenA, KnoblauchNT, DobosGJ, eta1. The effect of Gua Sha treatment On the microcirculation of surface tissue: apilot study inhealthy subjects. Explore（NY）, 2007Sep-Oct；3（5）: 456-466.

[12] 刘荣花, 马亚妮, 王保平, 等. 经络刮痧对耐力训练大鼠糖原含量及血清酶影响的实验研究[J]. 山西体育科技, 2009, 29（3）: 34-26.

[13] 田宇瑛, 王莹莹, 罗明富, 等. 刮痧对家兔皮肤血流灌注量及组织形态学影响的比较研究[J]. 中医外治杂志, 2009,（18）6: 8-9

[14] 赵冬, 卢春霞, 皇冠, 等. 刮痧介质的临床应用及效应分析[J]. 中医杂志, 2018, 59（7）: 573-575.

[15] 赵毅. 推拿手法学[M]. 北京: 中国中医药出版社, 2013.

[16] 刘清国, 胡玲. 经络腧穴学[M]. 北京: 中国中医药出版社, 2012.

[17] 王启才. 针灸治疗学[M]. 北京: 中国中医药出版社, 2007.

[18] 李健. 刮痧治百病[M]. 北京: 中国中医药出版社, 2013.

[19] 郭长青. 图解刮痧疗法[M]. 北京: 中国医药科技出版社, 2012.

[20] 崔承斌. 上工养生话-刮痧[M]. 西安: 西安交通大学出版社, 2010.

[21] 王富春. 实用美容美体刮痧术[M]. 沈阳: 辽宁科学技术出版社, 2006.

[22] 孟献威. 图解痧象-零基础学刮痧[M]. 浙江: 江苏凤凰科学技术出版社, 2017.

[23] 臧俊奇. 刮痧祛病边学边用[M]. 新疆: 人民卫生出版社, 2017.

[24] 杨志波，范瑞强，邓丙戌. 中医皮肤性病学[M]. 2010.

[25] 欧阳恒，杨志波. 新编中医皮肤病学[M]. 北京：人民军医出版社，2000. 6.

[26] 王敬. 能救命的刮痧书[M]. 江苏凤凰科学技术出版社，2015. 8.

[27] 郭长青. 刮痧[M]. 西安，西安交通大学出版社，2010. 6.

[28] 黄海涛. 刮痧[M]. 成都时代出版社，2010. 1.

[29] 尹桂平. 刮痧偏方[M]. 沈阳，辽宁科学技术出版社，2005. 11.

[30] 曾上劼. 中国民间刮痧术[M]. 成都，四川科学技术出版社，2008. 9.

[31] 石学敏. 针灸治疗学[M]. 北京，人民卫生出版社，2011. 10.

[32] 代田文志. 针灸真髓[M]. 北京，学苑出版社，2008，06.

[33] 龚树材，刘明静. 刺络放血法治疗激素依赖性皮炎理论初探[J]. 云南中医中药杂志，2016，37（5）：46-48.

[34] 严彬，贾敏. 中药药浴联合复方氟米松软膏刮痧治疗寻常型银屑病临床观察[J]. 中国民族民间医药，2018，27（1）：104-106.

[35] 陈柳，徐鸣曙，陈春艳，等. 刮痧配合放痧治疗湿热蕴结型痤疮的疗效观察[J]. 针灸临床杂志，2016，32（6）：52-55.

[36] 马的峰. 刮痧法治疗痤疮的临床疗效及其机制探讨[J]. 中华临床医学杂志，2007，8（11）：29-31.

[37] 李吉. 玫瑰痤疮的定义及分型[J]. 皮肤病与性病，2017，39（2）：39-41.

[38] 赵梓刚. 玫瑰痤疮的非药物治疗[J]. 皮肤病与性病, 2017, 39（2）: 96-98.

[39] 刘秀艳. 梅花针叩刺治疗脂溢性皮炎50例[J]. 中国针灸, 2006, 26（11）: 777-778.